"自我进化"系列丛书 01

［美］妮可·勒佩拉（Nicole Lepera）著

宁静 译

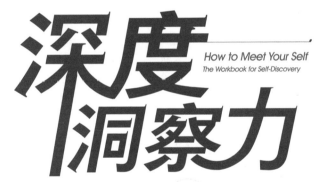

How to Meet Your Self
The Workbook for Self-Discovery

深度洞察力

自我探索与精进的 4 堂必修课

机械工业出版社
CHINA MACHINE PRESS

疗愈工作的根源是觉醒意识，这是一个用光明照亮未知黑暗的过程。本书分为四个部分，分别是"'放下'的好处""遇见习惯性自我""遇见情绪自我"和"遇见真我"。作者通过客观和富有同理心的方式观察我们的生活、自我的身体、心理和情感模式。在跟随本书探索的过程中，读者会从全新的视角认识自己，并且突破自我意识的层层障碍，进入一种新的生活方式。本书将帮助读者充分见证自己，摆脱偏见，从阻碍自己前进或使自己陷入困境的模式中解脱出来。

这是一本革命性的指南，也是一个善良而鼓舞人心的人生伴侣，它将彻底改变你的内心世界。

图书在版编目（CIP）数据

深度洞察力：自我探索与精进的4堂必修课 / （美）妮可·勒佩拉（Nicole Lepera）著；宁静译. — 北京：机械工业出版社，2024.1

书名原文：How to Meet Your Self: The Workbook for Self-Discovery

ISBN 978-7-111-74969-1

Ⅰ.①深…　Ⅱ.①妮…　②宁…　Ⅲ.①精神疗法　Ⅳ.①R749.055

中国国家版本馆CIP数据核字（2024）第036738号

机械工业出版社（北京市百万庄大街22号　邮政编码100037）
策划编辑：刘怡丹　　　　　责任编辑：刘怡丹
责任校对：曹若菲　丁梦卓　责任印制：张　博
北京联兴盛业印刷股份有限公司印刷
2024年4月第1版第1次印刷
145mm×210mm·9.625印张·153千字
标准书号：ISBN 978-7-111-74969-1
定价：55.00元

电话服务　　　　　　　　　　网络服务
客服电话：010-88361066　　　机 工 官 网：www.cmpbook.com
　　　　　010-88379833　　　机 工 官 博：weibo.com/cmp1952
　　　　　010-68326294　　　金 书 网：www.golden-book.com
封底无防伪标均为盗版　　　机工教育服务网：www.cmpedu.com

本书献给雅各布·威克兰德（Jacob Weakland），虽然他在本书出版前不幸离世，但他此前的引导冥冥中决定了全书创作的走向。

　　雅各布，我如此爱你，分明感觉你还在。

序　言

　　欢迎开启改变人生之旅，本次旅行有望让你彻底改变。你翻开本书一定是因为有所困惑。也许你已经感到生活需要做出一些改变了，当然有这种感受的不只你一个人。和大多数人一样，你极有可能陷入了一种模式化状态，日复一日重复着相同的模式。也许你曾想过要有所改变，但却无能为力，甚至不知该从何处开始改变。事实上，你是谁、从事什么工作，这在很大程度上是由你的过去决定的，而不是你今天有意识的选择带来的。本书将会让你有所改变。

　　当我们认识到自己的生活陷入了模式化状态，可以通过唤醒个人意识去创造新的且健康的模式时，就会变得充满力量。当我们客观且富有同情心地观察构成我们日常生活中身体、精神以及情感的各种模式时，就会清楚地知道什么状态是我们不愿持续下去的。一些人称这种转变为唤醒或顿悟的时刻。对于另外一些人而言，这种认识却是以一种循序渐进的方式获得的。这就是此次旅行的美妙之处。这场旅行对于不同的人来说意义各不相同。对于一些读者而言，这也将是数年以来他们第一次把注意力集中到自己身上。这一选择将深深地影响他们的一生。

在我认识的人中间，还没有一个人能充分意识到对自己构成阻碍的所有模式。我们无法看到自己不愿面对或还未准备好去面对的那部分自己。有时，我们只关注某个特定问题本身，以至于压根就没注意到正是我们自己的行为模式导致了这些问题的持续存在。只有理解了自己的行为模式，才能够对其进行改变，营造出目标明确、充满同情与满足感的生活氛围。我希望这本书能成为一盏指路明灯，帮助你们找到通往真我（authentic self）的清晰途径。

功能失调性模式会让我们无法充分发挥个人潜力，我在第一本书《自愈力》（*How to Do the Work*）中公开了从功能失调性模式中疗愈的方法。那本书涉及自我重塑、创伤性联结、神经系统调节以及如何疗愈内在小孩等话题。我收到了很多读者的反馈，他们都渴求获得更多的相关知识。他们希望能更深入、更多地了解自己，想要借助一些工具来帮助自己去探索与成长。很多人在寻找指引，引导他们去练习如何自我观察或自我见证，同时探索让他们陷入困境的不同潜意识习惯。毕竟，在能够开始从功能失调性模式中疗愈之前，我们需要首先意识到这些模式的存在。这本书就是对这些渴求的回应。它通过一系列练习，为帮助你充分见证本真的自我提供了一套完整的可选工具。

在使用本书中的工具进行练习时，你会发现一些潜意识的模式其实来源于童年。最早的童年经历会深深印刻在我们的脑海中。随着年龄的增长，我们会无意识地重现这些最早的童年经历。如果童年生活环境不安全，或者抚育我们长大的人并未教会我们基本的生活技巧，那么我们在成年之后就会陷入一种痛苦的循环。在跟随本书探索的过程中，你会从全新的视角认识自己，并且突破自我意识的层层障碍，进入一种新的生活方式。本书将帮助你充分见证自己，摆脱偏见，从阻碍你前进或使你陷入困境的模式中解脱出来。

我深知陷入困境的感觉。几年前，我是一名执业心理治疗师。那时的我时常感到疲惫不堪、精疲力竭、心中苦闷，而且健康状况堪忧，处于应激的生存模式状态。每周周一早上醒来，我都要勉强自己从床上爬起来，拖着疲惫的身体去工作，漫无目的且一成不变地度过一周。工作中，我不知疲倦地讨好别人，时刻在意别人对我的看法，却忽略了自己内心的真实需求。讽刺的是，我那时跟那些前来向我咨询的患者一样深陷困境、不知所措。

直到有一次，我的健康出现了危机（我曾几度昏厥，肠道也出了大问题），这才让我痛定思痛、醒悟过来。我在成年之后第一次以我为主，开始了自我疗愈之旅。当我每天为自己而活时，我的生活发生了翻天覆地的改变。我有了目标感，更关注自己的身体状况，终于开始面对曾经刻意回避的创伤。

很快，我开始教其他人如何疗愈自己，并创建了一个名叫"自愈者"的社区。几年来，成千上万来自不同国家、不同行业的人加入了这个社区。每个人都有一些使自己无限痛苦，直至自我毁灭的行为模式和习惯。每个人都有能力为自己而活，丢弃一些无益的坏模式，成为更好的自己。每个人都有能力坚信自己可以离开失调的关系，找到稳妥可靠的爱。同时，每个人也都有能力，治愈自己内心的创伤，信心满满、力量无限地用心创造属于自己的生活。

作为你们的向导，在开始这场旅行之前，我必须要说明一点：这场旅行并不简单。你会看到那个曾经遭到伤害、背叛和被抛弃的自己，也会面临多种情绪的同时涌现。如果你第一次接触内心的练习这个领域，那么本书提到的一些概念可能是你从未接触过或从未跟家人、朋友聊起过的。不过没关系，我也是从第一次接触这些概念走过来的，每个人都有过怀疑和恐惧，所以你并不孤单。为了能够改变我们的生活，就必须适应慢慢走出舒适区，即我们熟悉的一切。在这次旅行中，你会了解到，熟悉的一切并不一定就是最好的。我们越能意识到远离熟悉的事物没什么大不了的，就越有可能利用每一个机会获得成长，变得强大。

我希望本书能成为一本"自助游手册"。你可以按照自己的节奏使用本书，在你觉得舒适的任何地点完成里面的所有练习。你可以在需要休息的时候休息。完成这些练习的方法没有对错之分，你完全可以将这些练习用于心理治疗、和朋友分享这些练习，或者和想要开始自我疗愈之旅的伴侣一起完成这些练习。在选择最适合自己的练习方法这方面，你拥有完全的自主性——重获选择的权力，对我们每个人来说都至关重要。

我相信心理健康领域正出现一种新的范式，这种范式告诉我们，任何人都没有任何问题，每个人都是韧性十足、能力高超、潜力无限的。当你开始这些练习时，就进入了积极参与获取这些品质的过程。在本书中，我提供了获取这些品质的基本方法，也许现在的你还很难想象，但最终你会创造自己的未来。如果你现在还不知道该怎么做也没关系，你现在唯一需要做的是相信自己可以发生改变。随着不断的成长和练习，你会获得其他的一切。成千上万不同行业的人都在运用本书提供的基本工具之后迎来了巨大的改变。而现在，你也可以。

现在，深呼吸，让我们开始吧！

使用说明

从意念训练开始

这一训练奠定了整个旅行的基调，完成这项练习至关重要。

给自己留出时间

每个人花在这本书上的时间是不同的。我们都很忙，可能很难为自己留出时间。你需要的只是每天留出 10~15 分钟来做练习。这可以是你每天早晨醒来或睡前的一个习惯。你甚至可以在手机里设置提醒，或请好友监督你做练习。

发挥创造性

你或许想要用彩笔或记号笔来做书中的练习，或用单独的笔记本来做笔记，这样你就可以独自拥有这本笔记。你感觉怎样舒适，就怎样去做。

找一个安全的空间做练习

安全的空间，即让你感到舒适平静且容易接受新想法的地方。这个空间可以是卧室、家中某个角落，甚至户外的某个地方。在理想的情况下，这个空间对你来说应该是绝对隐私且不为人所打扰的。你可以在这里摆放一切让自己感到舒适的东西。比如，你可以点一根蜡烛，或找一条舒适的毯子披在身上。你也可以戴着耳机听放松的音乐，或者让宠物陪伴自己。总之，让这个空间完完全全属于你自己。

创造属于自己的内在支持系统

为了给我们的旅行提供基础支持，我们需要通过不同的方式来确保这个旅程是安全可靠的。没有人能够控制外在的世界，因此我们需要创造良好的内在情感环境，使自己能够用健康的方式应对这个世界。我喜欢把我们的内在支持系统看作可以随时取用的心理工具箱，用来帮助我们调节情绪、克服困难以及缓解压力。

使用内在支持系统的几个例子

- 你不知为何感到极其焦虑，于是决定在家附近暴走15分钟。返回家时，你发现自己的情绪和想法都发生了转变，内心平静了许多。
- 一觉醒来，你感到无比悲伤，没有了做任何待办事项的动力。你坐在床上，决定做5分钟的深呼吸。然后，你发现自己不那么悲伤了，还能立马开始做推迟已久的家务。
- 在和伴侣激烈争吵完之后，你感到不知所措，难抑怒火。这时你可以做一个简单的安心定神练习，关注房间的颜色，感受脚下的地面。之后，你发现自己摆脱了侵入性想法的纠缠，稍稍感到不那么激动了。接着，你在日记中描述感受，继续安抚自己的情绪。

- 你注意到自己一整天都不在状态，也一直在自我批评、自我评判。黄昏来临时，你决定早点入睡。你发现，当你需要睡眠时，就会有这样的感觉。好好休息，明天开始新的一天。

创造安全感

安全感是自我发现的疗愈之旅中不可或缺的一部分。使用以下工具将为你打下时刻都能拥有内在安全感的基础。由于目前的环境或内心曾受到的创伤，我们经常会感到缺乏安全感，无法听到真实自我的声音。记住，在练习时，你随时都可以停下来休息。练习越多，你就会越习惯这种练习带来的感觉。

用呼吸创造安全感

调节神经系统的一个有效的方法是学会呼吸。当我们感到压力时，呼吸就会变得短而急促。有时，我们会出现屏住呼吸、咬紧牙关的状态。这会给身体传递出我们不安全、要做好准备面对威胁的信号。通过学习有意识地呼吸，我们可以告诉身体自己是安全的。以下是一些我最喜欢的呼吸练习。你可以都尝试一下，也可以选择一个特别喜欢的尝试。

平衡式呼吸法

- 选取舒适的姿势，或坐或躺，准备在接下来的几分钟里全身放松。
- 鼻子缓慢深长地吸气，默数到 5，同时放松下巴、肩膀和全身。
- 鼻子缓慢呼气，同样默数到 5，继续感受全身的放松。
- 重复这种呼吸方式一到两分钟。
- 注意身体上压力或紧张之感的变化。

腹式呼吸法

- 选取舒适的姿势，或坐或躺，准备在接下来的几分钟里全身放松。
- 把手放在腹部，鼻子缓慢深长地吸气，感受腹部鼓起来。
- 鼻子缓慢呼气，感受空气排出体外、腹部瘪下去。
- 重复这种呼吸方式一到两分钟。
- 注意身体上压力或紧张之感的变化。

吸管式呼吸法

- 选取舒适的姿势，或坐或躺，准备在接下来的几分钟里全身放松。

- 鼻子缓慢深长地吸气，放松下巴、肩膀和全身。
- 想象你嘴里有一支吸管，噘嘴通过吸管缓慢呼气。
- 继续这种呼吸方式 1~2 分钟。
- 注意身体上压力或紧张之感的变化。

4-7-8 式呼吸法

- 选取舒适的姿势，或坐或躺，准备在接下来的几分钟里全身放松。
- 鼻子缓慢深长地吸气 4 秒，屏息 7 秒，然后呼气 8 秒。
- 重复这种呼吸方式 1~2 分钟。
- 注意身体上压力或紧张之感的变化。

方块式呼吸法

- 选取舒适的姿势，或坐或躺，准备在接下来的几分钟里全身放松。
- 鼻子缓慢深长地吸气 4 秒，屏息 4 秒，之后呼气 4 秒。在下一次吸气之前等待 4 秒。
- 重复这种呼吸方式 1~2 分钟。
- 注意身体上压力或紧张之感的变化。

左右鼻孔交替呼吸法

- 选取舒适的姿势，或坐或躺，准备在接下来的几分钟里全身放松。

- 用右手大拇指轻轻压住右鼻孔，左鼻孔缓慢深长地吸气。用右手食指压住左鼻孔，放开压在右鼻孔上的大拇指，右鼻孔缓慢呼气。
- 右鼻孔缓慢深长地吸气，之后用右手大拇指压住右鼻孔，左鼻孔缓慢呼气。
- 重复这种呼吸方式 1~2 分钟。
- 注意身体上压力或紧张之感的变化。

检查感官系统

除了调节呼吸之外，我们还可以利用感官系统来寻找安全感。激活感官系统可以让我们更加集中注意力于当下，减轻身体的应激反应，这给我们带来一种心安神定、稳稳当当的感觉。

请抽出片刻，与周围环境重新连接，问自己以下问题：

我现在听到了什么？

我看到了什么？

我品尝到了什么？

抚摸自己的皮肤和身体时，我感觉到了什么？

我闻到了什么？

创造一段感官体验

利用感官能使我们安心定神，可以将我们的注意力从自己的思绪转移到个人身体或周边环境上来。当我们的思想正处于极大压力之下或遭受情感困扰时，这一方法尤其有用。

小提示：选择以下列出的一个活动来做感官的安心定神练习。在与你的感官重新建立连接几分钟后，体验你的身体感受。

点亮一支蜡烛，花几分钟观察燃烧的火焰。

点燃一支香薰，花几分钟嗅闻香薰的气味。

拿一片橘子或其他多汁的水果，花几分钟慢慢咬一口，品尝汁水的味道。

抚摸你的宠物或最爱的毛毯，花几分钟感受皮毛的柔软。

播放你最爱的音乐，花几分钟聆听声音和旋律。

找到自己的基地

融入自然是缓解身体压力的有效方法。当你花时间与脚下的土地、环绕身边的声音和景色以及头顶的太阳重新建立连接时，你的应激激素会减少，安全感会增加。

与大地重建连接

- 注意你的双脚，注意脚底和脚后跟是如何与大地接触的。如果可以的话，脱掉鞋子，增加与大地亲近的感觉。花 2~5 分钟，什么也不做，专心感受脚下的大地。
- 去花园或者当地的公园坐坐，或者去看自己种的植物，让自己置身自然中。
- 花 2~5 分钟，充分感受周围的自然。
- 站在阳光下，体验阳光照在皮肤上的感觉。

找到自己的基地引导式冥想

疗愈身心的自然

研究反复表明，在大自然中待上短短 20 分钟就可以降低体内的应激激素。在阳光下沐浴几分钟就可以增加体内的血清素和多巴胺，这两种化学物质让人感觉良好。

小提示：找个最近的公园，一条徒步旅行的小路，甚至你家后院的一小块地方，或在下一个阳光明媚的日子坐在户外，感受户外时光的治愈效果。

想象安全感与放松

找一个舒适且不被打扰的地方，或坐或躺。闭上眼睛（假如这么做让你感到安全的话），关注呼吸。开始想象一束白色的亮光环绕在你的心脏周围。继续深呼吸，想象这束白光变得愈发强烈。与此同时，你的心也变得更加柔软、宽广。当你想象这束白光充满整个胸腔时，你会感到更加放松，然后对自己说："我的心很安全，我很安全，我很开阔，我很自由。"

设立目标

既然你已经有了一套获取安全感的工具，那么开始经常进行这些练习，并坚持下去不失为一个好主意。建设强大的内在精神资源将帮助你持续构建安全感，这份安全感是你走上通往真我之旅的基石。

为了找出前行的道路，你必须清楚自己将去往何处。这就需要先设立一个目标。在设立目标之前，我们需要了解目标是什么。目标是指你想要实现的目的。目标是我们对自我意识状态的察觉以及一种远见，这种远见将帮助我们以积极的面貌面对生活。在以下设立目标的练习中，你选择去追求的目的或目标就是你未来最好的自我——真我——的化身。

为了能够成为真我，过上想要的生活，你需要去着手探索真我是谁，以及你想要过上什么样的生活。你需要花时间去想象成为真我是怎样的感觉。关于真我的愿景与目标越详细，结果就越震撼。拥有目标意味着你会不断采取行动，本书提供的全部练习将帮你确定拥有目标意味着什么。

每个人的目标都是独特的，因为世上的每个人都有自身独特的本质与目标。这就是我们的任务：找到自己真正的本质与目的，而只有对目标始终不渝的追求才能使这一新的自我产生。

你会发现本次探索之旅的核心就是关注自我。因为我们只能改变自己而非他人的生活方式。尽管很多人可能想改变或是改善一段关系，或想体验不同人的生活以及不同的生活环境，但是这种改变必须从我们自身开始。当我们变得有所不同时，我们的人际关系、周围的世界也会变得不同。

有几点需要注意：

- 以下练习并非用于评判你当前的自我或环境的工具，尽管人们普遍会这么做。这个练习仅提供了一个空间。在这里，你闭上眼睛，想象成为最好的自己是什么样的，以及感觉如何；你想象成为最好的自己之后的生活，把自己融入其中。

- 想象最好的你的具体细节，这可能对你来说具有一定挑战性。没关系！这很正常。相反，在想象未来的自己时，你可以一直关注自己身体的感受。

让我们开始吧：

1. 找一个舒适且不被打扰的空间，花几分钟，或坐或躺；如果感到安全也可以闭上眼睛。

2. 花几分钟，想象一下，此刻你想给自己一个什么样的未来，越具体详细越好。想象过上这样的生活是一种什么感觉。想象你在做什么、身处何处、感觉如何，以及和谁在一起。参考下文中的提示，想象未来生活的具体细节。当你开始体验未来生活中的精神和情感时，你需要练习去关注身体的感受。

3. 写下关于未来的细节。细节没有对错，我们只需展开想象、发挥创造力。在问自己这些问题的时候，记住要了解你自己的身体以及身体的感受。比如：你可能会给身体注入活力，带来轻松舒适的感觉。

当你想象未来的自己时

你的感觉如何？

你在做什么？

你在想什么？

你如何穿衣打扮？

你与谁共度一生？

你和谁一起消磨时光？

你住在哪里？

你与谁同住？

你取得了什么让你倍感骄傲的成就？

你在做什么"工作"或靠什么谋生？

你感觉自己和伴侣、朋友、合作伙伴等的关系如何？

在大多数日子里，你的身体感觉如何？

你每天如何照顾自己？你有哪些自我照顾的习惯？

你吃什么食物？

你在早上做什么？

你在晚上做什么？

设立目标的引导式冥想

大脑中的过滤器

恭喜你！你刚刚已经朝着想成为的自己，即真我，迈出了第一步。你可以想象这个更好的自己是因为你有成为这样的人的潜力。这将是一场启人心智的美妙之旅。

现在，让我们继续去寻找真我吧！

目　录

HOW TO MEET YOUR SELF

第 1 堂课
"放下"的好处

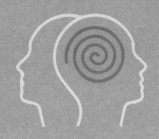

条件作用：

你不是你所认为的那个自己

在第 1 堂课，你将了解：

条件作用是什么，以及条件作用是如何影响生活的？

如何发现习惯性自我？

为什么意识是改变的基础？

神经可塑性的力量？

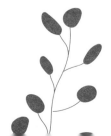

我们一出生，大脑就开始像海绵吸水一样学习。我们睁大眼睛探索周围的一切。这就是我们学习语言、在社会中发挥作用以及与周围世界产生互动的方式。随着年龄的增长，我们不断吸收的信息量大得惊人。

刚出生时，我们完全依赖生命中最重要的人：我们的父母。他们负责满足我们的所有需求：哺育、关爱我们，同时保障我们的安全。他们构成了我们最早期的人际环境和家。此人际环境包括交流方式、表达和处理情感的方法以及我们在整个童年时期目睹的其他习惯。我们的父母（以及其他与我们有亲密关系的人）以言传身教的方式塑造我们的世界。我们开始效仿他们，获得与他们相同的思想、模式以及行为。这一过程就是我们的条件作用。作为成年人，许多人都不知道我们当前的信仰和习惯或许并不是自身有意识选择的结果。

条件作用发生在潜意识层面。孩童时期，我们不会有意识地存储条件作用的信息，大脑会自动为我们存储，潜意识大脑及相关部分也有此功能。我们的神经系统在母体子宫内大约第六周就开始发育，这一过程将持续到25 岁。我们的家庭环境以及家庭环境中的亲密关系都将影响我们神经系统的发育。如果我们最初的人际关系安全可靠、可以预测，我们的神经系统通常也会更具韧性，能够从压力状态中迅速恢复。如果最初的人际关系不够安全，那么我们的神经系统就会变得高度警惕，时刻提防危险。久而久之，神经系统将会失调，从而导致失调性应对机制（如药物滥用、反应失调、自我糟践、过度工作），安全感缺失（即不具备相信自己、相信他人的能力）以及疏离感。在这种情况下，我们无法安顿身心，甚至想要脱离自己危险的身体。

最普遍的脱离身体的方式为解离。在这种状态下，我们的身体虽然在这里，但是我们的精神早已去向别处。人们通常将此种经历描述为意识朦胧、迷茫困惑，或是陷入沉思，从而浪费大把时间。如今，很多人每天都在解离，他们无休止地滑动手机，浪费了时间，也疏离了大脑。解离也曾是我应对压力的方式，这也是我作为成年人，没有多少童年回忆的原因之一。对我而言，脱离身体、陷入沉思是一种安全的方式，这将保护我远离孩童时期所遭受的沉重打击。

和我一样，在这场旅行中，你会发现自己依然保留原先的信念，采取曾经的应对方式，重复原有的行为，尽管这些对你已经不再起作用。没有人可以选择在童年时期习得什么样的习惯。因此，不用好或坏来定义这些习惯大有裨益——这些习惯只是我们早年从成年人那里获取的信息。而对于这些成年人而言，这些习惯也是他们基于自己的生活环境和认知水平所做的最好选择。幸运的是，作为成年人，现在的你有能力去审视自身的条件作用，同时为新的选择创造空间，这些新的选择将更加贴合你真正想要成为的那个人（即你内心深处真正的自己）。

遇见习惯性自我

你的习惯是因自身条件作用以及重复的过去经历而形成的。我们的习惯以生物性的方式印刻在我们的大脑以及神经系统之中，这些习惯包括我们在照顾身体、驾驭情绪、表达自己、认同他人以及在我们所处的社区及环境之中处事的不同方式。而所有的这些反应都可能基于我们童年的认知。这些认知包括我们认为应该做什么或成为怎样的人，才能获得认可、安全感以及被爱。由于我们童年时完全依赖他人对自己的照顾，所以与周围的人保持连接是我们生存的必要条件。我们别无选择，只能适应周围环境。而我们也的确适应了环境。

有些人的成长环境中有专横的父母，密切监控他们的穿着、想法以及行为。因为在童年时代，做自己是不为人所接受或不被允许的，所以他们可能就会一直保持着他人想让他们成为的样子，或是养成看别人眼光行事的习惯。在另一些人的家里，他们的父母会在沮丧恼怒的时候大喊大叫。在成年之后，他们就会养成过度控制自身感受的习惯，以防惹怒他人或遭遇暴力对待。他们会隐藏起一部分的自己，因为他们害怕一旦展现出这部分的自己，就会遭到他人的惩罚与羞辱（因为曾经有过这样的经历）。

当我们有一个情感冷淡的父母时，他们不会也不可能与我们产生连接，并引导我们调整童年时期的不良情绪。我们就会因此养成习惯，在人际关系之中保持疏远隔阂、心不在焉的状态。我们这么做不是想伤害对方，而是因为我们害怕。在过去，我们感受过被拒绝、被抛弃以及被忽视的滋味。为了避免再次遭受这样的痛苦，我们会选择继续与他人保持距离。但与此同时，我们也渴望亲密关系，这使我们陷入分裂状态。

很多人都非常清楚，这种习惯模式会给我们带来伤害。你隔多久会因为一个小小的麻烦而对伴侣恶语相向，对孩子大喊大叫，然后又震惊于自己的这种反应性而迅速退缩？你隔多久会告诉自己要做出改变，但几天后又恢复原样？生而为人，你一定很容易理解以上行为。这些反应性模式和毫无裨益的习惯并不代表真实的你。相反，这些反应和习惯是你经历的产物。

对于我们大多数人而言，我们最初的模式以及行为习惯主要是为了满足他人而非我们自身的需要，因而我们在不断地为他人而活。长期下来，取悦别人成为一种应对机制，而最终我们只会感到愤愤不平、心有不甘。与此同时，我们并不知道自己的需求是什么，自然我们也就无法满足自己的需求。这个循环几乎是完全无意识的。

为了打破生活中这种类似梦游的习惯，现在我们将学习如何具有意识，这样我们将会从梦游之中"清醒"过来，拥有一种新的生活方式。当我们具有意识时，我们就会更清楚自己的想法、感受以及自身行为。在当下，能够变得具有意识和有所察觉，能让我们在做决定时，超越惯性自我去重新发现自己真正是谁。我们应该学会识别以及理解自身的需求，同时为自己创造空间，去练习满足这些需求的多种新方法，而不是继续过着模式化的生活。有好几年，我如变色龙一般，所作所为只是为了得到别人的肯定，或是因为我觉得有义务看重他人胜过自己。学习如何变得有意识，这让我学会去满足自身的需求，同时与内在的直觉声音产生连接。

意识

暂停 1 分钟，闭上眼睛。当你闭上眼睛时，关注脑海中此刻的想法。注意身体产生的感觉、脚踩在地板上的感觉以及本书握在你手中的感觉。也许你会感到沮丧或无聊，也许你会立马想到必须要做的家务。恭喜你，你刚刚体验到了意识。意识是一种行为，你变得能够察觉到自己的思想、感受以及身体的感觉。

简单来说，意识就是对内在与外在体验的察觉。许多人都坚信他们是自己内心声音或想法的代言人。我们依恋或迷失在这些想法之中，以至于我们完全意识不到自己的其他生活体验。这么说来，有些人可能会好奇，如果产生这些想法的不是你自己，那么你是谁？你只是在思考这些想法，你具备意识去观察自己的这些想法，但是这些想法并非你的全部。

当我们不具有意识时，我们如梦游般生活，对发生的事情抱着无所谓的态度。这种反应性状态不仅会让我们丧失信心，还会让我们为自己的境遇所伤害。有意识地生活能让我们切实感受当下，让我们真正开始选择如何应对现在的生活。正是在当下的意识之中，我们将获得创造以及改变自己和世界的能力。

当然，我们并不会一直具有意识，这也没关系。一直保持意识是几乎不可能的，尤其是在练习的开始阶段。我们的目标是理解如何利用意识去拓宽视野、丰富自知、增加阅历。下面是称之为"每日意识确认"的基础练习。在我发起的全球疗愈社区——"自愈者"社区中，每位成员都从这个练习开始自我疗愈，获得了非凡的成果。这是一场将唤醒我们真实自我的旅行。

创造意识冥想

每日意识确认

既然我们理解了意识的概念，那么现在我们可以运用"每日意识确认"这个工具，将其实践到我们的日常生活之中。

我们大多数人把主要时间花在思考上，很大程度上忽略了我们自身和周围发生了什么。为了能够真正了解自己和自己的习惯，我们需要花时间远离每天出现在脑海中的那些没完没了的想法。留意你最关注的事情，这将帮助你更加了解自己以及周边环境。

在这个练习的开始阶段，你将了解自己进入潜意识模式化状态或听命于惯性自我的频率。当我们不具有意识时，模式化状态就会替我们做出选择。当你意识到这一点时，就能理解为什么自己不一定是你所认为的那样的人。条件作用带来的习惯与模式创造了你如今的现实和生存方式，但你可以远远超越这些习惯与模式。这一认识奠定了你想要成为的自己（内心深处的自己）的基础。

为了唤醒意识与增强自我意识，请尝试进行以下意识确认。设置一个目标，即在一天中找出三个时刻。让自己在这三个时刻停下来，并记录两件事：在这个时刻，你在做什么？你的注意力在哪里？你可以在手机上分别设置一个晨起、午间和晚间的闹铃或者提醒，以防自己忘记，同时帮助你更好地坚持下去。

当闹铃响起时，关注自己，同时问自己以下问题：

· 我在做什么？

- 我的注意力在哪里？或者说我正把注意力放在哪里？如果此刻我陷入了沉思，那么我正在想什么？

　使用以下空白处，或自选一个笔记本。在每次闹铃响起的时候，写下对以上问题的回答。带着自我关怀和求知的心态来练习，不做任何评判。

关注自己

闹铃响起时，你正完全沉浸在自己正在做的事情中吗？无论是正在刷碗、看电视还是在与爱人聊天，你正沉浸于当下吗？

或者，你正在沉思今天早些时候发生的争论，担忧已过期的账单，回顾与前任的争吵，或者焦虑即将到来的工作压力？

在一开始，察觉自己的所有潜意识想法会让你感到不舒服。目前，你并不打算做出任何改变；你只是通过观察自己的注意力在哪里来确认自己具有意识的程度。

晨起确认：

午间确认：

晚间确认：

持续进行意识确认练习（如设置闹钟，记下你正在做什么和正在想什么这两个问题的答案），一直到你能够很自然地在一天当中自行关注每个时刻的意识。这一系列的练习对你很有帮助。一旦需要，就再次使用这个工具。请记住，这项练习或者这场旅行均不设时间表。当我给全球疗愈社区的学员们授课时，我鼓励学员们至少花 30 天的时间做这部分练习。当这些学员们感到自己需要重获活力，或是发现自己又回到了模式化状态时，他们就会重新进行意识确认。意识是所有改变的基础，因此在你一生中，尤其在你需要时，你都可以使用而且应该使用这个工具。

意识树立练习

众所周知，树立意识意味着要不断增强自我察觉。只有对现在我们是谁有不加评判的察觉，才能够开始成为我们想成为的人。选择将我们的注意力重新定位到当下，可以使我们获得察觉。为了能够到达目的地，我们必须首先知道自己身处何处。

我们每天都可以有许多不同方式开始练习树立意识。但是请记住，坚持是关键。我们不可能去一次健身房、举一次哑铃，就妄想一夜之间变得强壮。意识与疗愈基本上是同义词。正是对以下练习 / 训练的不断重复，使我们的大脑得以形成新的神经通路。

以下五个练习，你可以每天使用。将它们添加到你的资源工具箱中，以便随时取用。当你进行每一个练习时，留意自身体验，记下你的思考。

身体扫描

察觉你的身体不同部位的感受。

- 找一个地方，花几分钟，以舒服的姿势或坐或躺；如果感到安全也可以闭上眼睛。

- 缓慢深长地呼吸两次，感受此刻身体的放松。

- 花几分钟注意身体不同部位的不同感受。

- 从头顶开始，缓缓将注意力集中到脖子、肩膀、胸部、腹部，一直往下延伸到脚趾尖。

- 当你开始更加有意识地注意自己的身体时，请在以下空白处写下你的发现：

_____

_____

_____

有意识的运动

察觉在一天之中运动时你的身体感觉。

- 开始持续记录身体的肌肉变化，注意全天的肌肉张力以及灵活度的改变。

- 注意发生这些变化时,你正在做什么。

- 当你伸懒腰,站在水槽前洗碗,走到邮筒旁或锻炼身体时,练习关注你的身体。在进行这些日常活动时,注意感受肌肉的舒张与收缩。注意肩膀什么时候松弛、放松,什么时候僵硬。注意你是否正在咬紧牙关,或收缩肺部,屏住呼吸。

- 当你开始更加有意识地注意自己的肌肉以及充满活力的身体时,请在以下空白处写下自己的发现:

尽情享受生活

尽情享受生活能让我们在简单的生活中找到乐趣。察觉你隔多久花时间去尽情享受或真正最充分地体验自己的每时每刻,包括细细品尝食物,投入聆听音乐,享受温水淋浴。

- 开始持续检查你的五觉(即视觉、听觉、触觉、嗅觉、味觉），以便更加充分地体验每一天的细微时刻。专注于你的身体察觉和感觉。

- 在你吃饭、喝饮料、听音乐、融入自然，或做任何激活你感官的事情时，开始练习充分享受此刻。

- 当你开始更加有意识地关注自己日常生活充实与否，请在以下空白处写下自己的发现：

有意识的呼吸

察觉你隔多久会关注自己的呼吸。

- 开始持续记录和观察自己一天的呼吸。

- 注意什么样的体验或想法会改变你的正常呼吸模式。

- 当你正在思考，或经历有压力的事情时，你会开始屏住呼吸吗？你在什么时候会注意到自己的呼吸变得急促？

- 当你开始更加有意识地关注自己的呼吸模式时，请
  在以下空白处写下自己的发现：

有意识的聆听

察觉当他人和你交流时，你隔多久会主动聆听他人。
主动聆听意味着全神贯注地听对方说话，完全不去想你
该如何反应，也不为其他事情所吸引。

- 开始持续记录与观察自己一天的聆听习惯。
- 开始留意当别人与你说话时，你沉浸在自己的思想
  中的频率。当时，你们正在谈论什么？
- 当你开始更加有意识地关注自己的聆听习惯时，请
  在以下空白处写下自己的发现：

你对自己有多了解？

当你准备开始自我探索之旅时，设置一个起始处的基准，这将对你很有帮助。请花几分钟做一下下面的问卷。问卷将帮助你评估自己目前的自我察觉水平，同时（在本书的结尾处）你还将再次看到这个问卷。你会知道自己在发现真我、揭示真我和展现真我的路上已经走了多远。

我知道自己喜欢参加什么活动，或者我知道参加什么活动能为我带来快乐。

——我不知道。

——有点符合。

——完全符合。

我享受安静的独处，而不需要立刻分散注意力或者一直保持忙碌的状态。

——我不知道。

——有点符合。

——完全符合。

我知道对我来说，在生活中，什么至关重要、意义非凡。

——我不知道。

——有点符合。

——完全符合。

我知道什么会给我激励，让我振奋。

——我不知道。

——有点符合。

——完全符合。

我知道自己的需求是什么。

——我不知道。

——有点符合。

——完全符合。

我知道如何请他人满足我的需求（或者如何向他人寻求帮助）。

——我不知道。

——有点符合。

——完全符合。

当我手足无措时，我能够寻求帮助。

——我不知道。

——有点符合。

——完全符合。

我知道自己在什么情况下会感到不安全。

——我不知道。

——有点符合。

——完全符合。

我知道自己什么时候压力很大、不知所措，不应该做任何决定。

——我不知道。

——有点符合。

——完全符合。

我知道自己在一段关系中寻找的是什么。

——我不知道。

——有点符合。

——完全符合。

我知道自己过去做一些事的原因，同时我理解那个时候的自己。

——我不知道。

——有点符合。

——完全符合。

我知道自己什么时候对自己不好（自我羞辱、自我批评、与他人比较）。

——我不知道。

——有点符合。

——完全符合。

我知道自己的身体什么时候需要运动，什么时候需要休息。

——我不知道。

——有点符合。

——完全符合。

我知道真的饥饿和为了分散注意力与麻木情感而吃东西这两者之间的区别。

——我不知道。

——有点符合。

——完全符合。

当我沮丧的时候，我知道自己通常会有怎样的行为模式（沉默不语、暂停活动、大喊大叫、分散注意力/解离）。

——我不知道。

——有点符合。

——完全符合。

我知道自己什么时候是在取悦别人，或做一些别人想让我做而非自己真正想做的事情。

——我不知道。

——有点符合。

——完全符合。

关于改变的神经科学

尽管惯性自我会将我们困在不能反映内心真我的旧模式中，但好消息是，重复过去并不是我们不可逃脱的命运。大脑不是一个停滞、顽固的器官。相反，大脑可以在我们的一生中发生改变，这种特质即神经可塑性。1968 年，布鲁斯·麦克尤恩发现，尽管压力会改变大脑的结构，甚至会造成部分大脑区域的萎缩，但是这种影响并不是永久性的。事实上，正如麦克尤恩所揭示的，我们的大脑具有可塑性，可以通过形成新的神经连接，或者叫突触来不断重塑自身，人们将这一过程称为神经再生。先前人们认为大脑就像一个带有固定程序的电脑，而该发现首次证实，成年人的大脑是可变的。

我们的大脑会通过强化频繁使用的突触和神经网络，以及删减或清除不常使用的突触与神经网络的方式来不断重塑自身。我们每天不断重复的思想以及行为会强化某些突触，抑制其他突触，从而使得大多数成年人神经连接的数量仅剩下童年时期的一半。

请想想自己的生活。你曾经无数次有过同样的想法，体会过同样的感情，重复过同样的行为。通过这种重复，

你的大脑形成了一些神经通路，这些神经通路构成了你
如今的神经系统结构。这些结构影响了你体验生活的方
式。值得庆幸的是，我们自己可以影响大脑，影响其神
经发育，同时我们可以进行有意识的日常练习，以增强
大脑形成新的神经连接的能力。

旅行中，请记住以下三件事

1. 新的神经通路是通过每天不断重复练习在大脑中形
   成的。

2. 学习新事物，尝试新东西是发挥神经可塑性的最好
   方法。在你踏上这场旅程的开始，你就已经做到了
   这一点。

3. 当你的大脑产生新的神经通路时，面对改变，你
   可能会出现心理上的抗拒，这是一种正常且自然的
   不适感。你可能会感到沮丧，想要拖延，或缺乏开
   始或继续下去的动力。这是我们所有人在转变过
   程中都会遇到的正常现象。我们要做的就是坚持
   下去。

在我们进入下一个练习之前，首先了解在旅行中可
能会遇到的心理抗拒，这对我们有所帮助。虽然在我们
的一生中，大脑始终具备改变的能力，但是在改变我们
的习惯之时，我们仍然会感到困难是有原因的。产生新

的神经通路需要大量的精神能量。我们的大脑是以生存为目的的，在潜意识中，大脑会将所有未知的，或不熟悉的体验归为可能存在的威胁。我们的大脑已经进化到这样的程度，它偏爱可以预测或可以控制的场景，从而使我们很多人形成拖延的习惯（同时还有"稍后再做"的冲动）。我们以生存为驱动的大脑能够预测自己行为的习惯性结果，并以此为乐。未知或不确定的事物会让我们在潜意识深处感到威胁，使我们对改变感到恐惧与不适。抱有"稍后再做"的想法，或很快打破新养成的习惯，这是很多人都会遭遇的困境。我们几乎所有人都会遇上心理抗拒的瓶颈，了解到这一点将减轻我们在"未能"做出或维持我们想要做出的改变时所感到的羞耻。

因为我们的习惯（以及由习惯产生的神经通路）是在自己的生命中经过数年，甚至数十年而形成的，在这场转变之旅中遇到一定程度的不适与焦虑是可以预料的。当然，未知是可怕的，因此适时休息，同时在旅行中善待自己至关重要。通过花时间不断练习，你会发现自己有了忍受不适的信心。

带来力量的每日小诺言

你的潜意识大脑其实并不想让你做出改变——无论你如何与潜意识理论。潜意识更加青睐安全、熟悉的行为习惯。我们的潜意识大脑通过不断产生新想法（"我现在应该做些别的事情！""什么效果都没有，为什么要费心去做！"），或一些不适的身体感受来不断抗拒改变。当我们试图养成新习惯时，可能很多人都遇到过这样的抗拒心理。一旦这种抗拒变得过于强烈，人们就立刻返回到旧的模式之中。这是改变的正常过程。然而，每当我们重拾旧习惯就会背叛自己，削弱自我信任。重建这种自我信任将为你的转变之旅增加力量。

小提示: 养成每天设定并遵守一个小诺言的习惯。无论你的承诺是大是小（实际上，从小承诺开始是有好处的，因为它可以防止内心的抗拒击垮你），每一次信守承诺的举动都是知行合一的体现。知行合一将帮你重获失去的自我信任。假以时日，这些被遵守的诺言将汇聚成微小的变化，注意并认可这些变化将赋予你不断坚持下去的力量。

自我肯定

自我肯定可以无声地表达，也可以大声说出来，以帮助我们的大脑产生新的突触。因为大多数的自我肯定都代表了新信念的产生（的确，信念仅仅是经过练习的想法）。当你第一次表达自我肯定时，你可能会感到尴尬、不适，或许还会觉得自己有些愚蠢。如果在童年时期，你没有听到多少关于自己的积极评价，或者你从未看过成年人积极评价他们自己，那么这个练习对你来说可能尤其具有挑战性。我将这些自我肯定设计得尽可能易于接受、贴合实际，以便任何人都可以从这场旅行的任何时刻获益。随着时间的推移，你的表达练习将使这些自我肯定变得真实可信。你也会注意到，你的大脑逐渐将这些自我肯定的真实性证据渗透到你有意识的察觉当中，从而开始证实自我肯定的价值。

自我见证

既然了解了惯性自我是什么，那么现在我们需要去学习如何见证自己的惯性自我。为了能够最大程度从本书中获益，你将需要首先遇见自己。了解这些概念是一回事，积极参与这本充满力量的书中的活动，以切实体验学习过程则是另一回事。

是时候遇见自己了。

自我见证就是观察自己这一行为。我将其想象为走出自我的局限，俯瞰自己的做法。换句话说，就是拉远镜头，在更宽阔的视野中看清自己。我们大多数人会花时间关注他人，关注他们的需求与体验。我们也许会在意伴侣对我们的看法，担心母亲不同意我们的决定，或害怕新朋友会因为我们所说或没有说的话而感到不快。这些反应可能源自我们的童年体验。在童年时期，为了能够获得安全感，许多人必须关注父母（包括父母的情感、反应以及行为）。这种非常在意别人对自己看法的状态，我们称之为过度警惕。我们学会了外化，或者仅仅只去关注自己之外的世界。

肯定自己

重复是产生新神经通路的关键所在。因此，你需要每天对自己说一次自我肯定的话。这应该用不了几分钟。

你可以将以下这些话写在日记里，或将它们写在贴纸上，贴在卧室里、冰箱上或者车里——任何一个你一整天都可以看到的地方！

当你朗读这些话时，深呼吸，同时体验假如这些自我肯定都是真的，这些自我肯定在你身体上产生的感觉。通过练习，你会在这样做时越来越舒服。

带来蜕变的自我肯定

我每天都在学习更加了解真实的自己。

我每天都在成长。

我是自己生活经历的强大创造者，同时我可以选择自己对周围世界做出反应的方式。

我很安全。

我值得拥有爱与认可，同时我会每天给予自己爱与认可。

我感谢自己，感谢一切让我变得独一无二的事物。

我有天赋，这些天赋正在慢慢显现。

我的生活充满意义，目标明确。

我原谅自己。

我的过去并不能定义我。

我为自己、为自己战胜一切困难变成的今日之我而感到骄傲。

我每天都在做出选择，这些选择将创造一个更好的我。

这种行为模式深深烙印在很多人身上，尤其是那些有社交焦虑以及沉迷于获得他人喜爱与认可的人。社交焦虑实际上是来自我们身心的一种症状或信息。因为我们很多人在过去的关系中都经历过伤痛，所以在新的社交场合，我们会紧张、颤抖、恶心、无法思考，这是可以理解的。我们的焦虑体验是我们身心的产物，我们的身心好像在说："这是一种新体验，我们要小心，因为过去的人们已经告诉我们，和他们待在一起我们并不安全。"

当我们只关注他人的需求时，我们就会与自己的精神以及身体的需求分离。比如，当我们在寻找恋爱伴侣时，大多数人都会担心对方是否会喜欢自己，但是我们很少会停下来问问自己是否喜欢对方，或当我们跟这个人在一起时，自己的身体感觉是什么样子的。

为了遇见真正的自我，首先我们必须见证自我，这就意味着我们必须开始观察自己的思想、行为以及反应，同时注意身体发出的信号。因为很多人从未这样做过，所以刚开始时，见证自我可能会感觉奇怪。这没关系。请记住，任何时候当你感觉有些不知所措，都可以停下来稍做休息。当你开始这项练习时，你将会对自己的需求、局限以及情感有更多的察觉。

如果你从未练习过自我见证，那么一开始你可能不会喜欢自己所看到的。你会发现自己被自我评判、自我批评以及羞耻感所吞噬。在自我见证时，练习保持客观中立，抑制自己去评价好坏的冲动是至关重要的。很多人都在无意识中对自己的所想、所做以及经历进行评判。你会使用不同语言来评判现实生活的不同方面是好是坏，或者现实生活应该怎样或不应该怎样。请开始见证这些语言。你会惊讶地发现自己经常不能实事求是，或者你常常希望事情有所不同。随着时间的推移，你会学习在这些时候放松下来，或举手投降。举手投降即承认现实状况，而不试图篡改现实。

在剩下的练习中，当你开始自我见证之旅时，请记住，遇到一些关于自己的、我们不喜欢或难以接受的事情是正常的。我本人就多次努力去接受自己的某些方面，或接受自己的某些经历，这是生而为人的必然。

对现实状况保持在场

我们都必须做一些自己不一定喜欢的事情——比如洗碗、倒垃圾、回电话或回复电子邮件等。在一些人对这些事情产生心理抗拒时，对他们而言，这些不愉快的任务可能会变得更加困难。在完成任务之前，如果我们花时间抗拒现实状况（通过考虑自己多么希望不用或不应去做某事），那么我们最终会给自己造成更大的压力。

小提示：开始练习对自己的选择充满信心，或为自己的选择承担责任，是迈向期望目标的有意义的一步。在你发现自己有"必须"或"应该"做某事的想法的任何时候，练习将这些想法转变为你主动选择去做某事。将"我必须去刷碗"变成"我主动选择去刷碗以使我的厨房洁净如新"。注意这一转变带来的不同身体感觉。

无论你见证到自己在注意什么、思考什么或感觉如何，都完全没问题。持续不断的批判性自我分析与自我见证是不同的。自我见证的目标是学习如何以一种富有同情心、悦纳以及中立的方式看清自己。在我们继续下一站的旅程之时，请记住：见证我们的惯性自我。

如何遇见并改变自己

我们已经了解到，我们的今日之我大多是条件作用的产物。当我们学会见证自我时，我们将获得选择权。

这意味着我们将能够在生活中做出新的选择。本书的剩余部分将提供各种练习，帮你找到遇见真我的路径。以下部分的所有练习都将符合这里概述的自我转变过程：

第一步：看见你自己。

开始见证 / 探索什么样的环境、体验或者人会让你感到足够安全（开放并乐于接受新事物）和充满信心，能够去满足自己的需求。

- 成为自己条件作用的客观观察者（你将在第 2 堂课与第 3 堂课进一步了解条件作用），你的条件作用决定了你当前的大部分选择。
- 增强自觉，将真我或内在认知（直觉）与惯性自我区分开来。

第二步：增强自我力量。

有意识地选择将注意力集中到自己的直觉上，以帮助自己满足（如图 1-1 所示）真我需求，提供日常生活中的指南。

真我需求金字塔

人类为了生存，必须满足自身的一些需求，如获取食物、水、住所和氧气等，对此你可能并不陌生。满足了这些需求，我们才得以生存下去。但我们也有来自大脑、身体、灵魂或本质等方面更深层次的需求。这些情感以及精神需求能让我们茁壮成长，备受鼓舞，同时对周围的世界满怀好奇心。

"真我需求金字塔"将帮助你理解自己更深层次的需求。探究这个金字塔将有助于你意识到自己的哪些需求得到了满足，哪些需求没有得到满足。当你开始通过本书来练习使自己未实现的需求得到满足时，请留意自己的感受以及生活的变化。

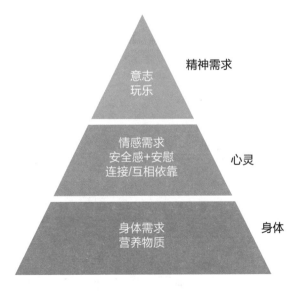

图 1-1　真我需求金字塔

HOW TO MEET
YOUR SELF

第 2 堂课
遇见习惯性自我

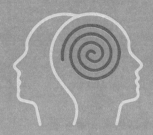

回归身体

在第 2 堂课，你将了解：

身体受条件作用的影响意味着什么？

你目前自我照顾的习惯来自何处？这些习惯是如何影响你的？

你的身体信念是什么？这些身体信念来自何处？

如何通过练习身体意识来开始满足自己的身体需求？

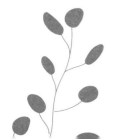

　　我们旅程的下一阶段目标是回归身体。我们中的很多人在因为不知所措、压力巨大或存在尚未解决的创伤而感到自己的身体并不安全时，会与自己的身体解离。我们可能与自己的身体之间存在复杂的关系，过度关注自己的外表或对自己的身体感到羞耻。我们将要学习如何与自己的身体重新连接以及如何照顾自己的身体。

　　通过照顾好自己的身体，我们将能够忍受压力以及其他情感体验。如果你长期与自己的身体分离，很多身体需求可能都处于未满足的状态。当你学会如何满足这些身体需求时，你将与自己的身体重新建立连接，并学会安顿自己的身心。

　　当我们的身体需求得到满足时，身体就会给大脑发送信息，告诉大脑我们在当下是安全的，可以放松下来。在你进行这一堂课的部分练习时，你将开始见证身体发送这些信号。感到饥饿时，你会注意到肚子在咕咕叫；感到疲倦、情绪低落或有压力时，你会发现肌肉酸痛；感到担心或焦虑时，你会发现呼吸变得急促。这些都是身体发出的信息，当你与身体产生连接时，你就可以得知身体传递出的信息，并回应身体的需求。

当你学习完这一堂课时，你将会越发理解身体传递出的这些微妙信息，这是你正朝着正确方向前进的标志。当然，并非所有人都有幸生活在自我需求易于满足的世界。许多人都生活在不安全的环境中，无法获取资源、享受幸福。他们有固定的工作时间，需要照顾老人和孩子，或处理其他优先事项，这些都消耗了他们大量的精力。我们越是多聆听自己的身体发出的信号，就越能够采取更多的微观行动来满足身体的需求。

自我照顾的习惯来自何处

自我照顾在当今文化中的流行有其原因：自我照顾的方式影响着我们生活的方方面面，包括我们与其他人的关系。自我照顾这一术语通常与某种奢侈享受相连，比如做面部护理，去度假，或以某种方式宠溺自己。尽管这些活动也是自我照顾的方式，但是我所关注的自我照顾方式却更加简单、更为根本。我们将一起探索可以关怀自我身体、情感状态以及满足精神需求的一些小方法。比如在口渴时喝杯水，在饥饿时为自己做一顿营养丰富的美餐，在自己感到不知所措时向伴侣或社区求助，或是在我们需要休息或恢复体力时为自己划定一条边界线。

孩童时期，我们的身体和情感需求在成长过程中不断变化，父母以及其他成年人便会随着时间的推移，以不同的方式关心爱护我们。如果父母大体上用充满爱心、同情、接纳以及耐心的方式来关爱我们，那么我们就有可能内化这一信念，即我们值得被关爱，我们的需求值得被满足。随着时间的推移，通常，我们最终将学会如何关爱自己。

相反，如果我们的父母以充满敌意、怨恨、愤怒、冷漠以及毫无耐心的方式对待我们，那么我们就会内化另一个信念，认为自己是一个负担，不值得被关爱或需求不值得被满足。往后余生，我们将一直带着这些信念，最终学会放弃或忽视自己的需求以及自我照顾。

在工作中，我发现有以下五种典型的自我照顾方式，这些自我照顾方式都是以原生家庭为模板形成的。

疏忽或缺席型

——身体需求大部分未得到满足（常见于父母同时做多份工作，父母处于疏离或分心状态，或父母沾染了毒瘾的家庭）。

——很少意识到或很少考虑到要吃有营养的饭菜、做运动 / 休息、睡眠卫生、生活规律或设置边界，这些往往会导致身体上的自我忽视。

情感冷漠或情感过度型

——身体与物质需求能够不断得到满足，但是情感需求在相当程度上被忽视了。

——过度强调外貌、成就或是生存，导致寻求他人认可的习惯。

过分参与或过度保护型

——对于身体需求和外貌存在基于恐惧的过度警惕。

——强调遵守规则或惩罚违规行为，以此控制或操控个人选择，这往往会让人依赖外部指导或过度寻求外部认可。

危机时刻照顾型

——在家人健康状况出现危机时（有时仅在这些时刻），他们的身体需求会不断得到满足。

——在面对疾病或危机时，家人间会感到亲密无间、紧密相连（常见于伴随长期健康问题或长期药物使用 / 成瘾的家庭），这通常导致情感需求纠葛或养成通过身体照顾满足双方情感需求的习惯。

侵犯或虐待型

——身体的安全需求受到侵犯或被用作武器。

——只强调生存。

你一旦意识到我们自我照顾的方式是从童年经历中延续而来的——同时也反思了自己的父母的自我照顾方式——你就可以更好地理解自己的自我照顾习惯，从而采用新的且更有效的方式来照顾自己。

条件作用下的身体

正如我们的大脑有其条件作用，我们的身体也受条件作用的影响。身体在模式化的状态下运转，比如吃饭、运动／休息，以及睡觉，这些行为都是我们不需考虑的常规操作。值得庆幸的是，无意识过程掌管我们的消化、呼吸、新陈代谢、荷尔蒙平衡以及维持我们生存的其他各项功能。

从童年开始，我们见证并开始练习身体上的自我照顾习惯，这些习惯最终存储在我们的大脑以及身体当中。除了父母照顾我们身体的真实方式，我们也一直在观察父母是如何吃饭，如何谈论以及照顾他们自己的身体的。有些人的父母对自己的身体不满意，他们就可能也对自己的身体感到羞耻或者缺乏自信。有些人的父母经常节食或禁食，那么这些人就可能会养成同样的习惯，认为减肥会让自己变得"足够好"或让自己"值得"获得爱与接纳。媒体上充满了瘦弱的体型比其他体型更美丽、更性感的描述，这进一步加强了这样的观念。

有时，我们接收到的关于自己体型的信息会更加直接。父母不断评论我们的外表，限制我们的饮食，或把我们的体型与兄弟姐妹、表兄弟姐妹、同学或朋友进行比较。我们从小接收到的信息使我们形成诸如"我的体型并不完美""我的体型并不可爱"或"其他人的体型比我的体型更值得获得爱与接纳，我需要变得像他们一样才能值得获得爱与接纳"等观念。

除了对体型的评论，承认其他类型的相貌羞辱也是十分重要的。在成长过程中，我们很少在电视、媒体或电影中看到肤色与种族的多样性。媒体上肤色与种族的单一性再现会带来一个严重的后果，它将以潜意识的方式传递出这样的信息，即当今社会对于可以接受、具有魅力、性感可爱有其特定标准。值得庆幸的是，我们逐渐看到了一些改变，在主流媒体中出现了多样化的身体形象。尽管在这方面还有很多工作要做，但这是帮助边缘人群走向身体接纳的极为重要的一步。

　　与我们从媒体、娱乐表演以及家庭中接收到的信息相反，身体并非是让我们变得可爱或不可爱的因素。实际上，不存在一种普遍、符合所有人喜好的吸引力法则。不管我们已经内化的是什么样的信息，重要的是要知道，世界上的身体类型多种多样，各种体型都有美丽及有价值的一面，我们都是独特的个体。

　　我们将内化的条件作用或信息称之为身体信念。我们大多数的身体信念都属于潜意识（即我们甚至不知道自己拥有这些信念），但是这些潜意识却影响着我们与自我身体、行为以及自我价值感之间的关系。在下一部分，你将识别自己的身体信念，这样就可以开始抛弃这些信念，爱上自己独特的身体特征。

从父母那里继承而来的身体信念

　　你的父母（或其他看护者）是如何照顾自己的身体的？

　　你的父母（或其他看护者）是如何谈论自己的身体的？

你的父母（或其他看护者）是如何谈论你的身体的？

你是否还记得，在你年轻时，曾欣赏过一个人的美或欣赏过一种特定的身体类型吗？如果有，这个人是什么样子的？

你的父母（或其他看护者）是如何谈论体重或他人外表的？

如果在你成长的过程中，你的家人经常讨论饮食、减肥或体重问题，那么他们会说什么或交流什么？

在此，我必须承认揭露身体信念会带来大量的情感伤痛以及充满矛盾的感情。你可能曾经听过你爱的人以一种消极或伤人的方式谈论自己的身体或你的身体。你可能需要稍事休息，或给自己一些空间来处理这些情绪。为了能够与你的身体形成一种更加健康的关系，我们必须释放自己过去一直携带的情绪，我为你能有如此勇气这样做而拍手喝彩。我从亲身经历得知这并不简单，同时作为一个仍在学习与自己的身体形成更加友好关系的人，我需要提醒你这是一场终身之旅。

既然我们已经确认了一些继承而来的身体信念，那么我们就可以继续探索对自己身体的看法，体验自己身体的感觉。

你的身体感觉如何

身体意象是你的身体在自己大脑中的形象，这一形象受到你所继承的身体信念的影响。你思考以及感知自己身体的方式将塑造你照镜子或看自己照片时看待自己的方式，以及你想象别人看待你的方式。

健康的身体意象意味着你能够接受自己独特的身体形象，无论你的体型如何，你都对自己的身体感觉舒服。健康的身体意象使你能够接受自己当下的身体状况，而不是总担心他人对你的身体的想法或体验。最近出现了一场"身体自爱"运动，或者叫"拥抱并喜爱自己的身体"运动。能够接触这场运动是一件好事。我还想说，如果你不喜欢自己身体的某个部位（或所有部位），也完全没有问题。当你经历本书描述的以下过程之后，你的感觉将会发生变化，还将经历成长并实现转变。无论你开始时感觉如何，以下练习都适用。

花点时间，现在开始探索：

你如何看待自己的身体？

你对自己的身体感受如何？

你想象他人对你的身体有怎样的想法与感受？

你喜欢或欣赏自己的哪个或哪些身体部位？

隔多久以及在什么情况下（或什么时候），你会将自己的身体与他人的身体进行比较？

隔多久以及在什么情况下，你会发现自己正在评论他人的身体（比如，某些朋友、陌生人或电视、电影中的人）？你通常会评论些什么？

当你看到自己穿好衣服或站在镜子前时，你会有什么样的想法？

隔多久以及在什么情况下，你会仔细检查自己的外表，或说些自贬的话如"我看起来很糟糕""我看起来一团糟""不要管我的糟糕形象"？你会对自己说什么，会如何评价自己？

隔多久以及在什么情况下，你会买衣服，或试图遮盖自己的某些身体部位？你想遮盖身体的哪些部位？

隔多久以及在什么情况下，你会避免出席某些场合，以免你的某些身体部位暴露于大庭广众之下，或以免自己出现在公众视野中？

隔多久以及在什么情况下，你会基于他人或媒体的反馈来改变自己的外表以及服装的选择？

隔多久以及在什么情况下，你会拒绝为自己买某些衣服（比如，只有在自己拥有"合适身材"的时候才允许自己买某些衣服）？

隔多久以及在什么情况下，伴侣（或与你有性关系的人）看到你的身体，你会感到舒服？

隔多久以及在什么情况下，你会用食物或自己的体重作为一种奖惩方式（比如，未拥有"合适身材"时，你不允许自己买衣服，限制自己进食，如果体重有波动，就会进行自我羞辱等)？

隔多久以及在什么情况下，你会使用饥饿法、药物法或者极端节食法来拥有某种身材？

身体语言会说话

在了解了自己对身体的所思所感之后，让我们开始探索你的身体是如何反映以及影响自我意象的。自我意象包括你的姿势、举止、你占据空间的能力以及度过一生的方式。有时，这些非语言信号会比你的实际语言更能向他人和周围环境传递信息！

当你感到安全可靠时，就能在自己的身体以及身体周围的空间中感到放松。你可以接受他人注视自己的身体，同时欣然接受眼神交流。当你感到不安时，你的身体语言就会表现出安全感的匮乏并向周围的人发出感到害怕或受到威胁的信号。

在接下来的几天（或几周）里，在你身处的所有环境或关系中（比如，在工作中、与陌生人一起排队或乘坐公共交通时、独自在家或与亲密的爱人一起在家时），见证自己的身体语言——包括自己的姿势、面部表情以及眼神交流，注意以下方面的任何变化：

隔多久以及在什么情况下，别人看到或接触到你的身体时，你会感到舒服？

隔多久以及在什么情况下，你会隐藏自己的身体，避免与他人身体接触？

你的全身姿势是怎样的？你坐着或站着时，是双臂或双腿交叉且与周围的世界隔绝，还是双臂或双腿舒服地张开，欣然接受周围的世界？

隔多久以及在什么情况下，你发现自己会试图通过融入背景或耸起肩膀的方式来让自己的身体看起来更小一点或是占据更少的空间？

隔多久以及在什么情况下，你发现自己会为自己身体的某些部位或整个身体而感到遗憾？

隔多久以及在什么情况下，你能与他人进行眼神交流？隔多久以及在什么情况下，你会发现与他人眼神交流有困难？

增强身体语言的力量

既然你开始意识到自己的身体语言可能会给自己和周围的人传递信息，那么你可以开始练习通过改变自己举止的方式，来改变传递出的信息。

步骤1 先看一下稳定、安全、开放与乐于接受的身体语言与不稳定、不安全、封闭与拒绝接受的身体语言之间的区别，如表2-1所示。在接下来的几天（或几周）里，见证自己的身体语言，注意你的身体可能正在向他人或周围环境传达怎样的信息。

步骤2 练习使用一整套安全的身体语言，注意此时自己身体感觉的任何变化。

表2-1 关于身体语言

不安全 （封闭与拒绝接受）	安全 （开放与乐于接受）
弯腰曲背或耸肩	高耸挺拔的肩膀
紧张害怕的面部肌肉	放松柔和的面部肌肉
双臂交叉，置于胸前	双臂放松，垂于身体两侧
坐立不安	气定神闲

遇见身体的习惯性自我

在我们开始形成有助于实现真我的新的长期习惯之前，我们必须了解自己当前的习惯。在下面的练习中，这正是你要做的：遇见身体的习惯性自我。

当你在完成下列练习时，记住，我们的目标仅仅是见证与观察自己目前的生活，这将有助于完成练习。我们没有任何需要完善与改变的地方。对我们大多数人而言，这是很困难的，因为我们往往花费大量的精力来尝试改进自己。养成新习惯绝非易事，你将养成的新习惯也是如此。

当你开始观察自己对于需求以及日常习惯的察觉与理解时，记住，要对自己保持诚实、关爱以及同情。你所培养的察觉将会让你更好地满足自己的真实需求，并养成习惯以支持和匹配你最好的自我。让我们开始吧。

在接下来的几天（或几周）里，开始见证自己的日常习惯。你会设置每日提醒，比如在手机中设置一个闹铃，这会有所帮助，它会提醒你有意识地确认并观察自己一整天的行为模式。很有可能，你会看到一周之内不断重复出现的相同日常习惯。从现在开始注意你的模式。在下面空白处或在你的笔记本中，写下你的发现与反思：

当你刚睡醒时：见证并记录醒来之后做的第一件事。这可能需要练习。如果可以的话，观察自己最开始的想法、感受以及行为：

晨起惯例：也许你会惊讶地发现，每个人都有一套晨起之后的惯例，而我们大多数人没有意识到自己的这套惯例是什么。见证并记录自己为迎接新的一天所采取的典型步骤。这些习惯可能包括洗漱、吃饭、穿衣以及你认为的你从睡眠状态过渡到白天的所有其他活动：

饮食惯例：见证并记录自己获取食物以及吃饭时采取的典型步骤：

- 你何时吃饭？（比如，是在一天的确定时间点吃饭，还是当身体感到饥饿时吃饭？）
- 你吃些什么？如何决定吃什么？你是否规定自己可以（或不可以）、应该（或不应该）吃什么？（比如，有些食物是否只适合在特定的时间点吃？是否只在饭后吃糖果或甜点？）注意：这些规则有别于宗教以及文化上的饮食规定。

- 谁做饭？（比如，是自己在家做，还是出去吃？）
- 你在何处吃饭？（比如，是一直坐在桌子旁用餐，还是在工作间歇或通勤时草草应付？）
- 你有什么独特的吃饭习惯？（比如，总是留最后一口，还是把盘子里的东西通通吃完？）

业余时间惯例：见证并记录你在不工作时或履行职责之后，会如何生活：

- 你有闲暇时光吗？如果没有，为什么没有？
- 如果你有闲暇时光，你通常会如何度过？
- 你是如何决定以此方式度过闲暇时光的？

晚间惯例：观察并记录晚间当你放松下来准备睡觉时所采取的典型步骤（比如，洗澡、阅读、看电视或使用手机）：

健康确认

既然你已经逐渐意识到习惯性自我，那么开始探索这些日常惯例是否真的在满足你的身体需求，将对你有所帮助。

以下清单将帮助你察觉你的自我照顾习惯。诚实且客观地面对自己。记住，要到达我们想去的地方，就必须首先实实在在地察觉我们现在在哪里。参考以下问题，标记出你最有共鸣的回答：

我给予身体所需的营养了吗？

——我听从身体的指令，饿的时候我会吃，饱的时候我就停下来。

——如果可以的话，我会吃让自己感到饱腹或能够使自己精力充沛的食物。

——我了解哪些食物会让自己感到昏昏欲睡或焦虑不安（或其他不适），并会尽可能避免食用这些。

——我通常会感觉敏锐。

我运动了吗？

——我每天都想办法做一些运动。

——我知道什么时候身体需要休息。

——我感觉跟整个身体产生了连接。

——我注意到运动带来的感觉变化。

我给予身体足够的休息了吗？

——上床之后，我很快入睡。

——我可以睡一整夜，从不会醒（或当我醒来时，可以再次入睡）。

——我醒来时，会感觉精神焕发、活力恢复。

——我注意到睡眠不足会影响自己的情绪以及行为。

我能应对压力吗？

——我能察觉身边的人是如何影响我的压力水平的。

——我能察觉自己吸收的信息内容（社交媒体、新闻以及娱乐）是如何影响我的压力水平的。

——我知道自己什么时候压力过大，只要有可能，就会找时间让自己平静下来。

——每天至少有几分钟，我能找到平静、安宁与自然的感觉。

你们中的很多人在完成此清单时可能会发现，由于与自己的身体分离，你们也与自己的身体需求分离了。接下来，我们将开始与身体重新建立连接的旅程。

身体意识

创伤性身体

在谈论建立身体意识之前，理解许多人为何会与身体分离是至关重要的。很长一段时间以来，我们都认为创伤是一种精神体验。我们对创伤的理解很大程度上来源于创伤后应激障碍（post-traumatic stress disorder，简称PTSD）的研究。该研究主要针对创伤的精神症状，包括受创后的闪回、噩梦或侵入性想法。在创伤后应激障碍框架之下，创伤是经历战争、虐待或性侵等可怕事件的结果。

神经学家与精神病学家史蒂芬·伯格斯创立了多层迷走神经理论，该理论的最新研究成果表明，创伤不仅对我们的大脑，也对我们的身体产生影响。基于此框架，创伤将不再仅由我们所经历的事件类型定义，而是我们在经历某些事件时由于不知所措以及社会支持系统的不足而遭受的实际影响（特别是对神经系统造成的影响）。

我们容忍应激以及创伤经历的能力取决于我们神经系统的功能，尤其是取决于所谓迷走神经的功能。我们的迷走神经从大脑延伸至各个器官，促进身体各个部位之间的交流。应激性事件过去之后，健康有效的迷走神经会通知神经系统放松下来。但是当我们没有安全可靠的人际关系来帮助我们处理困难事件时，迷走神经可能永远都不会传递这一信息，于是我们的神经系统会持续激活，最终导致神经系统失调。

在经历了压倒性事件之后，那些有幸获得持续的情感支持的人，往往会比那些情感孤独的人受到的影响要小。我相信，真正理解并利用社会支持系统的影响将促进（真实以及虚拟世界的）社区疗愈环境的发展，使之成为心理健康领域的重要力量。

在童年时期，我们最容易受到创伤的持续影响，这是因为孩童年纪小，神经系统处于发育过程中，容易感受到威胁，或感到不安全。当我们经历超出自己应对能力的事件时，自主神经系统（the autonomic nervous system，简称 ANS）就会介入，帮助我们应对感知到的威胁。请注意，我说的是感知到的威胁，这种感知到的威胁是由我们的年龄、所处环境以及情感发展水平所决定的。自主神经系统是我们中枢神经系统的一部分，该系统通过调节处于我们意识范围之外的身体部分来确保我们的生存。自主神经系统以三种方式应对威胁：战或逃、冻结以及讨好（稍后我们将更详细地探讨这些应激反应）。理想情况下，在威胁消失后，我们的身体就会开始自身的恢复过程，这一过程将使我们的身体恢复到一种安全、宁静以及平和的状态。

长期压力、社会关系的不正常以及安全稳定感的缺失将导致我们的自主神经系统陷入应激反应之中。当我们的迷走神经功能运作失常时，这种应激反应就会产生。当我们无法摆脱失调状态时，这种应激反应激活状态就会持续数年甚至数十年。神经系统的状态将深深影响我们对待自己、他人以及周围世界的方式。当我们长期处于神经系统激活状态时，就会进入所谓的创伤性身体，或者说长期的应激生存模式中。我认为大多数人都生活于这种生存模式下，这导致了严重的抑郁、焦虑、药物上瘾以及其他心理健康问题。

长期神经系统失调的影响有很多种，包括：

· 解离，或有心烦意乱、脱离实际或麻木的感觉，以及现实解体，或对实际发生或真实的事情感到困惑；

· 过度警惕，或长期扫描环境中的危险（通常表现为社交焦虑）；

· 讨好，或通过忽略自己的需求来讨好他人，通过服务他人或满足他人的需求来避免发生矛盾冲突；

· 低警觉性，或回避、孤立以及类似抑郁的状态。

在以上这些反应中，我们的身体都在向我们发出一个明确的信号：我感到不安全。

长期持续的创伤性身体会导致疲惫、失眠、情绪反应剧烈、悲观或恐惧的想法或感觉，或无法与他人建立连接。有些人将这种经历描述为一种基于恐惧的生活状态。在这种生活状态下，人们会感到完全失控，会失去自己的直觉、创造性以及与他人建立情感连接的能力。

神经系统的应激反应

请参看表 2-2。它详细解释了我们体内多层迷走神经反应的各种状态。请仔细阅读，思考自己是否频繁陷入特定反应之中。另外，需要说明的是，有些人会有混合反应，你会发现自己处于几种不同的状态。你也会发现，你遇到的不同情况会让你进入不同的状态。

神经觉

神经觉是一种神经系统不断评估你所处的环境，并向你的大脑发送信息的无意识过程。这些感觉数据会帮助你的大脑确定周围环境是安全的还是危险的。神经系统会扫描你的外部环境（比如，同伴的面部表情、你身后的噪声）以及内部环境（比如，你心率的增加、肌肉的颤抖）。大脑如果检测到威胁，就会通过神经系统发起应激反应（战或逃 / 冻结 / 讨好）。一旦应激反应被激活，这种反应就会持续向大脑提示你身体的应激状态，直至威胁消除。简单来说，压力过大的身体会通过神经觉这一过程，无意识地持续扫描所处环境中的压力，直到身体激活状态发生改变。

小提示：请使用第 63-64 页的清单来确认，你失调的神经系统是否让你的神经觉处于高度警惕状态。

表 2-2　神经系统的应激反应

（副交感神经系统、腹侧迷走神经）安全以及社交良好的反应	（交感神经系统）战或逃的反应	（副交感神经系统、迷走神经背核）冻结、解离的反应	（交感神经系统与副交感神经系统融合）讨好反应
你感到安全，真正与他人或周围的世界建立了连接（真我）	你感到不安全，需要通过行动（移动身体）来自我保护	你感到不安全，需要通过封闭自己（停止移动）来自我保护	你感到不安全，需要通过对他人及外在环境过度警觉来自我保护
你的身体内部系统健康均衡（即体内平衡），消化以及睡眠良好，精力充沛，思维清晰	你的身体内部系统失调，消化系统紊乱，容易夜醒（如睡不着或睡不长），思维不清晰	你的身体内部系统失调，消化速度变慢，睡眠紊乱（如睡得过多或睡不醒），无法清晰地思考或根本不能思考，感到麻木或无精打采	你的身体内部系统失调，消化系统紊乱，容易在夜里醒来（如睡不着或睡不长），过度关注外部世界（如他人或环境）

（续）

（副交感神经系统、腹侧迷走神经）安全以及社交良好的反应	（交感神经系统）战或逃的反应	（副交感神经系统、迷走神经背核）冻结、解离的反应	（交感神经系统与副交感神经系统融合）讨好反应
你身心安顿，同时能够富有同情心地与他人、周围的世界以及更宏大的事物（如宇宙）建立连接	你感到不安全、惊慌、焦虑或过度警觉／过度觉醒（不断扫描环境发现威胁）	你感到不安全，精神恍惚、麻木或过度觉醒（敷衍行事而不自知）	你感到不安全，过度警觉或沉迷于关注外在环境
你可以在应激和其他情感经历中调节自我（即自我调节），也可以在应激和其他情感经历中与他人建立连接（即共同调节）	你很难清晰思考或想出新方法解决当下的问题，常常试图通过攻击性的行为（如打架、发脾气），或逃离困境（逃跑、分散注意力）的方式来寻求安全感	你很难清晰思考或想出新方法解决当下的问题，常常试图通过玩失踪、封闭自己、与人分离来寻求安全感	你很难清晰思考或想出新方法解决当下的问题，常常试图通过讨好或取悦他人来避免威胁，寻求安全感
你拥有足够的安全感，能与他人社交，能够认真有效地与人交流，可以帮助他人，并接受他人的帮助	你感到与他人不协调或相分离，易于误读社交暗示（通常表现为感知到并不存在的威胁），喜欢评判或批评他人，行为自私	你感到与他人和周围的世界分离，经常感到迷失、被弃、无力、绝望或被忽视	你感到不被看见，得不到认可，被人利用，常常对他人过于负责却又心怀怨恨

资料来源：史蒂芬·伯格斯博士创建的多层迷走神经理论。

你的身体神经系统失调吗？

请查看以下清单，并在接下来的几天（或几周）里见证自己的身体，以确认你的神经系统是否存在失调迹象。如果你发现自己的神经系统失调是常态，也不要担心。你可以通过采用第 69-78 页的练习，来开始治疗创伤的身体后遗症，让你的身体在当下获得安全感。该练习将会让你了解自己改进前的状态。

注意：如果你一直没有安全感，或生活在一个身体健康受到威胁的地方，请立刻寻求他人的帮助与支持。

神经系统正常的迹象

身体

——我很安全，能与自己的肉身产生连接。

——我感到放松，同时保持警觉。

——我的心率缓慢且有规律。

——我与自己的情感或全身的感觉相互连接。

——我能够迅速应对压力以及情绪不适的状况，同时能让自己的身体重新感到安全（或平和与宁静）。

大脑

——我对他人以及周围的世界敞开心扉。

——我满怀好奇心，具有创造力。

——我有时间也乐于与他人建立联系。

——我能够清楚地思考与规划未来。

——当我感到压力或情绪低落时，能够有所应对（而不是只有负面反应）。

呼吸

——我的呼吸缓慢且平稳。

——我的呼吸来自腹部深处（而不是呼吸浅弱，来自胸腔）。

神经系统失调的迹象

身体

——我感到自己的肉身不安全，还可能会感到焦虑与恐慌。

——我的心率过快。

——我的身体在出汗或发抖，感觉不自在。

——我对自己的情绪以及身体的感觉过度关注或有

些麻木。

——我无法体验放松与舒适的感觉，常感到不安。

——我的身体感到疲惫不堪或精疲力竭。

——我感到全身或某些身体部位（比如脖子和肩膀、下巴或腰部）肌肉紧绷，或蔓延至全身的持续疼痛（或其他的强烈感觉）。

大脑

——我思绪繁多，或产生无望、绝望以及指责的想法。

——我很难专注于手头任务，或很难清晰且思辨性地考虑问题。

——我感到精神恍惚，或无法分辨真实与想象的界限。

——我发现自己长期注意力涣散（喜欢看电视、做白日梦以及使用药物）。

呼吸

——我的呼吸不易察觉或不够顺畅。

——我的呼吸来自于胸腔（而不是腹部），浅且急促。

应对失调的神经系统

到目前为止，你们很多人可能已经注意到自己并没有真正生活在自己的身体之内。你们也许发现自己大多数时间都生活在自己的大脑里，生活在自己的思想中。这个大脑一刻不停地在自言自语。

我们很多人通过沉浸在思想中来远离身体失调带来的不适。虽然我们为了最大程度调节神经系统，创造安全感，形成了这样的应对习惯，但是这些习惯往往也会让我们与自己的身体以及内在的智慧保持分离。

请参看图 2-1 与问题，开始评估你为应对神经系统失调而形成的习惯。

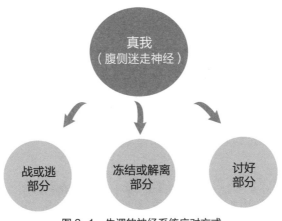

图 2-1　失调的神经系统应对方式

战或逃

- 习惯于分散注意力 / 远离自己的肉身以寻求安全感。
- 倾向于关注产生某些想法以及感受的外部原因。
- 倾向于寻求外在方法（社交媒体、电视）或内在方法（幻想、白日梦）来分散注意力，逃避现实。

这种状态被激活后，你的身体会出现哪些迹象？

这种状态是如何帮助你维持生存的？这种状态又将如何以及在何种情况下继续给你带来帮助？

这种状态如何让你的生活变得困难重重？这种状态是如何与你的真我即内心最深处的渴望与需求相分离的？

冻结或解离

- 习惯于与自己的肉身分离以寻求安全感。
- 倾向于与自己以及自己的情绪感觉疏离。
- 倾向于把自己周围的世界理解成扭曲或不真实的，同时可能自我认同感模糊，或缺乏自我认同感。
- 很难想起短期记忆以及长期记忆。

这种状态被激活后，你的身体会出现哪些迹象？

这种状态是如何帮助你维持生存的？这种状态又将如

何以及在何种情况下继续给你带来帮助?

这种状态如何让你的生活变得困难重重? 这种状态是如何与你的真我即内心最深处的渴望与需求相分离的?

> ### 讨好
>
> - 习惯于过度警惕, 或过度关注于自己的外部环境以寻求安全感。
> - 倾向于过度关注他人 (他人的想法、感觉或行为)。
> - 倾向于过度关注结果或外在的肯定。

这种状态被激活后, 你的身体会出现哪些迹象?

这种状态是如何帮助你维持生存的? 这种状态又将如何以及在何种情况下继续给你带来帮助?

这种状态如何让你的生活变得困难重重? 这种状态是如何与你的真我即内心最深处的渴望与需求相分离的?

在接下的几天 (或几周) 里见证自己, 并且开始探讨以下问题。在下面的空白处或自选的笔记本上写下自己的反思:

隔多久以及在什么情况下, 你会通过滑动手机、打开电视或让自己不停忙于工作来分散注意力?

隔多久以及在什么情况下，你会吃东西或喝东西？

隔多久以及在什么情况下，你会发现自己走神了，甚至不知道自己在想什么？

隔多久以及在什么情况下，你会思考过去（重现已经发生的事情）或担心未来（想象可能发生的事情或者想象自己可能做的事情），以此分散注意力？

隔多久以及在什么情况下，你会想象与现实不同的情况？

隔多久以及在什么情况下，你会为他人的需求以及经历担忧？

隔多久以及在什么情况下，你会更关注活动的结果，而不是欣赏或参与到活动的过程中来？

如何调节你的神经系统:

创造身体的内在安全感

如果你像我一样，那么你就应该知道自己的身体已经长期处于失调状态了。成年之后，大部分时间里我都处于这种失调状态。但是，我有一个好消息要告诉你——你可以让自己的神经系统恢复平衡，同时创造身体的内在安全感。接下来，我们将通过满足自己的身体需求，来帮助身体恢复平衡（在你完成本部分时，请继续使用第 54 页的"健康确认"）。当你满足了自己的身体需求时，身体就会更有能力去应对与忍受应激及其他情绪。

除了满足身体对于营养、睡眠以及运动的需求外，我们还将进行一些其他练习，这些练习将有助于向我们的身体发送安全的信号。请尝试每天做以下各组练习。

生理性呼气

这种呼吸模式是指用鼻子吸气两次后，用嘴巴呼气，这将有助于神经系统的镇静。连续两次吸气将帮助肺部的微小气囊重新鼓起，这些气囊也叫肺泡。在正常的呼吸模式中，肺泡会自然收缩，此时，我们体内的含氧量下降，二氧化碳含量升高，这就会向身体发出应激的信号。练习生理性呼气会让肺泡重新鼓起，吸入更多的氧气，重新平衡氧气与二氧化碳含量，向身体发出安全的信号。

- 用鼻子连续吸气两次。
- 用嘴巴呼气，呼气时间比正常时间长（想想打哈欠的时长）。
- 在呼气时，注意自己体内镇静与放松的感觉（比如，肩膀与面部肌肉的松弛等）。
- 重复这一过程。

肌肉放松（张弛）

在下面的练习中，你一边吸气一边绷紧一组肌肉群，再在呼气时立刻完全放松这组肌肉。你可以按照任何顺序或以下顺序来完成对身体每组肌肉群的训练。身体应对焦虑与应激的方式之一是紧绷肌肉，而肌肉放松练习将有助于释放压力，让全身放松，感到安全。

表 2-3 包含针对每组肌肉群的有效练习方法，你可以参考这些方法找到最适合自己的方法。请重复以下步骤：

1. 找一个安全平静的地方，一个让你感到舒适，可以躺下的地方。

2. 吸气并绷紧一组肌肉群，持续 4~10 秒（绷紧但没有达到疼痛或抽筋的程度）。

3. 呼气，同时一次性放松整组肌肉群（不要逐步放松）。

4. 转移到下一组肌肉群之前，放松 10~20 秒。注意观察肌肉收紧与放松时的不同感觉。

5. 对下一组肌肉群重复步骤 1~3，直到完成所有肌肉群的练习。

表 2-3　肌肉群的有效练习方法

前额 眼周以及鼻子 脸颊以及下巴	紧紧闭上眼睛和嘴巴，挤挤脸。夸张地皱眉瘪嘴。
肩膀 脖子 上背部	耸起肩膀，直到耳朵的位置。同时低头，用下巴碰触胸膛。
手腕 前臂 双手	紧握拳头，手腕向内弯曲，直到前臂绷紧。
胸腔 胃	紧紧向内蜷缩上半身（如胎儿一般的姿势），收紧胸腔及腹部的肌肉。
臀部 臀大肌 大腿	绷紧臀大肌、臀部以及大腿的肌肉（四头肌）。
小腿 双脚	绷紧小腿以及双脚的肌肉（或许还可以弯曲脚趾）。

眼部活动扩展练习

眼部活动范围扩展

眼睛会将信息传递至大脑，让大脑知道自己的身体是否安全。当我们感到有压力或不安全时，就会缩小注意力范围，扫描周围的环境以寻找可能存在的威胁。在这种威胁状态下，我们的眼睛甚至可能会开始做一系列快速且迅猛的动作。当我们扩大视线范围，平缓地扫描地平线或更远的地方时，大脑就会接收到我们足够安全的信号。你可以使用以下练习，向大脑传递自己的身体是安全的这一信号：

1. 找一个安全、安静的地方，舒适地坐或躺。

2. 将注意力集中在自己的两个食指上，双臂向前伸展，头笔直朝向正前方，眼睛盯着食指指尖。

3. 眼睛盯着左手指尖。

4. 头保持笔直不动，以对角线方式移动左手至左上方，再回到中心位置，头不动，只用眼睛盯着手指。

5. 水平向左移动左手至最左边，再回到中心位置。重复此练习（头保持笔直向前，眼睛盯着左手手指）。

6. 再次重复此练习，眼睛盯着左手手指，以对角线方式，移动左手至左下方，再回到中心位置。

7. 换到右手，在右边重复步骤 4~6，以对角线方式移动右手手指至右上方，水平向右至最右边，再以对角线方式至右下方。

8. 注意身体的感觉。你是否感到更加平静、更加安宁？眼部活动的范围越大，我们的身体就越会感到安全。

你使用手机的习惯是否让你倍感压力？

很多人会在某些技术设备——比如电脑、手机等上面花费大量时间，如果不是把所有时间都耗费在上面的话。过长时间盯着这些小小的、发光的屏幕，这对于人类来说不仅是不正常的，也会诱发应激反应。仅仅盯着这些设备就会让你的身体产生应激，你浏览的网站内容也会对你产生影响。

小提示：请开始留意，在你长时间使用手机或其他电子设备后，你的感觉如何？练习从这个狭窄的视觉中心稍事休息，向远方和外部扩展视线（通常所说的视觉边缘或你的上方、下方或侧边）。每隔几分钟就抬起头，离开手机，看向远方，以刺激神经系统产生镇静效果。

自我安抚的触摸

温柔、舒缓的触摸可以激活迷走神经，以帮助我们的身体感受平静、抚慰与安全。如同婴儿会对拥抱做出反应一样，我们的身体也会对这种温情的关怀做出回应。温柔的触摸将舒缓痛苦的情绪，给身体带来安全感。

- 在接下来的几分钟里，找一个地方，舒服地坐或躺。如果感到安全的话，你也可以选择闭上眼睛。
- 轻轻地将双手放在胸前，心脏上方。
- 注意感受双手的温暖和温柔，感受手对身体的触摸。
- 深吸气两到三次，感受呼吸之间胸部的自然起伏。
- 在心脏上方移动双手，画小的圆圈，感受双手与心脏之间的能量流动。
- 注意双手下方的温度与能量流转。想象一束金色的光亮在双手下方环绕心脏的位置流转。
- 在此处呼吸几次，注意身体的感觉。你想这样停留多久就停留多久。

双侧脑刺激

双侧脑刺激是指利用视觉、听觉或触觉刺激激活大脑的两个半球，或者练习左右侧大脑。这种刺激有助于降低我们身体的生理唤醒水平和应激反应，从而让内心更加平静，提高注意力的灵活性（使我们不再专注于一些诱导应激的想法）。以下三个方法可以刺激双侧脑的交流：

1. **视觉或眼部运动**：在你的感知域范围内，来回盯着一个移动的物体。握住一支钢笔或铅笔（或其他任何物品），伸展手臂，置于胸前。在你的视野范围内，将该物品缓慢左右移动，眼睛紧盯物品顶端，头保持不动，只转动眼睛。

2. **听觉或声音刺激**：听特定的双声道或立体声音调，可以刺激大脑，带来平静。你可以在网上或不同的音乐应用程序里找到双耳节拍以及低音频率。每种声音都会带来不同的效果（比如，助眠、提升专注力和创造力等），同时也可以在一天的不同时刻收听，以激发出你想要的大脑状态。

双耳节拍：当我们的左右耳（通过耳麦或者耳机）在同一时刻分别听到两种具有细微频率差别的音调时，大脑就会产生一种听觉现象，即感知到第三种组合音调，这种组合音调就是双耳节拍。研究发现，双耳节拍可以减少应激、降低焦虑或其他生理唤醒，如果持续使用，这些节拍甚至可以使我们的脑电波同步。

低音频率：特定的古老音调与声音频率可以刺激大脑，帮助我们产生不同的精神或身体反应。不同的频率会强化不同的身体状态（平静 / 睡眠、创意等）。

3. **触觉以及动觉信号（如拍打自己）**：双手交替触碰身体两侧可以刺激双侧大脑。这里有几种方法：

或坐或站，将右手放在左肩，左手放在右肩，以固定的节奏与模式，轻轻地交替拍打或抓住双肩。

舒服地或坐或躺，以固定的节奏与模式，双手轻轻地交替拍打或揉捏大腿或小腿上部。

或坐或站，双脚着地，以固定的节奏与模式，双脚轻轻地交替敲击地面。

感官安全

我们的感官是有用且易于使用的工具，有助于缓解压力，帮助神经系统恢复平衡。接下来，你会看到关于如何利用感官获得身体的存在感以及安全感的建议。每种感官都有许多不同的利用方法。你可以从以下建议开始，寻找让自己感到平静的感官习惯。找出适合你的感官习惯，并记录下来。这样，你就可以在你需要的任何时候借助这些提示，让自己感觉更好一些。

- **视觉**：看一看你在乎的人的照片，或能让你感到平静的地方（比如大自然）的照片。集中注意力体会当你看到这些照片时的感受。

- **嗅觉**：点一支香薰蜡烛，用一个精油香薰器，或烧一些熏香，吸进它们的香气——薰衣草、迷迭香或茉莉花都可以让人平静。

- **触觉**：把自己裹进柔软温暖的毯子里，或感受赤脚下、双手间的泥土。给自己放一浴缸温水，让自己的身体在水里浸泡几分钟。

- **味觉**：慢慢地含一些草本糖果，或喝一些（洋甘菊、薰衣草等口味的）草本饮料，注意并回味嘴巴里的味道。

- **听觉**：播放一首你喜欢的舒缓音乐，或在外面找一个空地倾听大自然的声音（比如，周围沙沙的风声或鸟叫声）。

- **运动**：进行任何有节奏或重复性的运动（比如，编织、步行、骑自行车以及游泳等），以帮助身体获得平静。无论选择何种运动方式，关注运动时自己身体感觉的变化以及变得平和的过程。

我的感官减压计划

视觉：

嗅觉：

触觉：

味觉：

听觉：

运动：

有意识的身体暂停

既然你开始意识到自己与身体之间的连接，那么就让我们一起尝试更加持久地与身体同行吧。实现这个目标的方法之一是在一天中的不同时刻进行有意识的身体暂停。在选择具体的自我照顾方法（比如，吃饭、休息、运动）之前确认你的身体状态，这将增强你与自己的身体以及身体需求之间的连接。

我一起床，就会进行有意识的身体暂停。我会做一些拉伸运动，深吸几口气，把空气送进腹部，将身体从僵直的睡眠状态中唤醒。你可以在一天的不同时刻设置闹钟，来提醒自己有意识地停下来，确认自己的身体状态。在这一刻，请刻意将你的注意力完全集中于身体体验以及感受当下的身体感觉。刚开始时，请在以下空白处记录并重视你的体验。你也可以在另外一张纸上（或在你一天中随时能接触到的地方）重新书写。这一举动会提醒你停下来，有意识地与自己的身体体验相连接。

身体暂停：（时间）

当下的身体体验／感觉：

身体暂停：（时间）

当下的身体体验／感觉：

身体暂停：（时间）

当下的身体体验／感觉：

身体暂停：（时间）

当下的身体体验／感觉：

身体暂停：（时间）

当下的身体体验／感觉：

抗拒改变

这些有意识的身体状态确认可能会给你带来不适，因为当你更多地关注自己的身体时，可能会意识到自己多年来一直压抑以及回避的感觉。

小提示：当你与自己的身体建立连接时，如果你发现自己抗拒这种连接，那么请开始练习改变自己的想法，承认这是一场挑战，同时以更加积极的态度加以面对。比如，不要想"这太难了"，而要想"这是我不熟悉的新事物"；不要想"我永远都不会喜欢自己的身体"，而要想"我正在学习与身体建立一种新的关系，并且正用尽全力"。

有意识的进食

满足自己的身体需求

请开始在一天中使用有意识的身体暂停来察觉自己的身体需求。当你的身体需求得到满足或未被满足时，身体会给你发送信号。了解这些不同的提示会帮助你有意识地回应自己的身体。

营养

营养物是生命必不可少的东西，也是我们的身体得以存活下去、保持机能、生长成熟以及繁衍后代（如果我们愿意的话）所必需的。

养成全天使用第 79 页的有意识的身体暂停的习惯，

来观察自己能量水平以及营养需求的各种变化。当你暂停下来时，问问自己：

我感觉精力充沛并且活跃机敏吗？

我的身体需要营养吗——我感到饥饿，需要补给吗？

我的身体得到满足了吗——我觉得饱腹，可以不再进食了吗？

请利用以下问题，花点时间见证以及反思自己的进食模式。请记住，我们的目标只是带着好奇心，客观、诚实地见证自己。

你何时吃饭？在一天中的特定时间吃（比如："午餐时间""晚餐时间"）？当你的胃感到饥饿时吃，还是为了摆脱不良情绪而吃？

你会有意识地吃饭吗？你会积极地选择吃什么还是有什么就吃什么？

当你吃饭时，能品尝到食物的滋味吗？

当你吃饭时，你会经常停下来确认自己的身体状态，注意自己是否吃饱了 / 感到满足了吗？

饭后，你会停下来确认并注意自己身体的感觉吗？

身体饥饿与情绪饥饿

很多人进食并非因为身体真的感到饥饿或身体需要营养。当你开始见证自己的进食习惯时，你可能会跟我一样，注意到自己吃东西或关注食物只是为了安抚自己或让自己摆脱不良情绪。请参看表 2-4，并开始考虑自己选择进食的原因。

表 2-4　身体饥饿与情绪饥饿对比

身体饥饿	情绪饥饿
我吃东西是为了补充身体所需的营养。	我吃东西是为了避免 / 转移某种情绪或体验不同的感觉。
我逐渐感到饥饿，感到一阵阵的饥饿，不需要立刻吃东西。	我突然感到饥饿，感觉饥饿难耐，需要立刻吃东西。
通常在吃过零食或饭后几小时之后，我的肚子咕咕叫或感到饥饿痛，这是我的身体发出的进食需求信号。	在白天或晚上的随机时刻，我的身体表现出情绪不安或感到压力。
我喜欢吃不同类型的食物，以填饱肚子。	我通常对一种特定的食物、味道或口感有强烈的渴望。
我能够有意识地吃东西，真正地品尝以及享受每一口食物。	我在吃饭时，通常不会集中注意力，或者只是把食物放进嘴里，并没有真正地尝到食物的滋味。
我有饱腹感，并且会在吃饱的时候停止进食。	我经常没有饱腹感，甚至不会发现自己已经吃饱或身体不舒服，无法在吃饱或不舒服时停止进食。
我进食后，不会感到后悔、内疚、羞耻以及自我厌恶。	我进食后，经常会感到内疚、后悔、羞耻或自我厌恶。

有意识的进食日志

写下你的食物选择和与食物相关的感受的日志——你为什么选择某种食物以及这种食物给你带来的感受。这是一个方便的工具，它可以帮助你见证自己的进食习惯。表 2-5 是有意识的进食日志模板，你可以将它复印或誊写到自己的笔记本中。在接下来的几天（或几周）里，当你吃饭时，记录下自己的感受。

请注意：这是一个客观的见证练习，见证你为何进食以及如何进食，而不是一个记录你的进食热量以及评判你的食物选择的练习。如果你有饮食失调的经历，那么可以选择改进或者跳过此部分。

当你在日志中根据饥饿感与饱足或饱腹感的五个等级进行自我评级时，请记住以下准则：

饥饿感

1. 饥饿、头晕、头昏、眼花。

2. 精力全无，感到易怒、肚子空空，迫切需要进食。

3. 精力不济，开始感到肚子空空，想要进食。

4. 精力充沛，进食的需求很小。

5. 毫无进食需求。

饱足或饱腹感

1. 开始感到满足。

2. 感到心满意足。

3. 不再需要食物，但也许还能再吃几口。

4. 因为饱腹，开始感到不适。

5. 由于过度饱足，身体感觉不适。

表 2-5　有意识的进食日志模板

进食前（你在想什么 / 感觉如何 / 做什么？）	饥饿感等级（1~5）	食物选择	饱足或饱腹感等级（1~5）	进食后（接下来你会做什么 / 想什么 / 感觉如何？）

有意识的进食练习

如果像大多数人一样，你开始注意到自己在进食时并不是完全有意识的，而是会分心或仓促了事，那么开始以下练习将对你有所帮助：

- 设置一个每日目标，有意识地花时间去关注身体。在进食前评估一下自己身体的营养需求，问问身体想吃什么，同时在进食时，不时停下来，评估身体的饱足感。

- 设置一个每日目标，练习在进食前抽出片刻，想象自己的某些食物或零食的不同成分。当你想象每个成分时，注意自己身体的感觉。

- 设置一个每日目标，练习更加有意识地进食。当你咀嚼食物时，注意食物带来的感觉和味道，品尝食物的不同口味以及质地。

- 设置一个每日目标，练习在进食时不时暂停下来，确认自己的身体状态，开始注意饱足或是饱腹时身体的不同迹象。

运动／休息

运动与休息对帮助身体（包括大脑）补充能量与修复自身都至关重要。在一天中，养成持续有意识地进行身体暂停的习惯，评估身体的能量需求：

能量水平

- 你在一天中是否会关注自己的身体能量，发现身体能量的转换与变化？

- 你是否感觉身体能量满满、活力四射？你是否具备足够的能力以应对一天的生活（包括你可能会遇到的各种应激事件）？

- 你的身体能量是否感觉耗尽？你是否需要休息一下，补充能量？

- 你的身体是否感觉紧张不安？你是否需要运动一下，以释放紧张感？

- 是什么造成了你身体能量的显著转换或是变化？当你思考过去／现在／未来时，你的身体能量感觉如何？

能量流动

- 你在一天中是否会关注自己身体能量的流动，发现能量整体状态的转换以及变化？

- 你的能量是否在身体中流动，是否感觉平衡？

- 你的身体是否有部位感到收缩或紧绷（你的肌肉、关节、器官）？你是否需要做一些拉伸或其他运动来释放能量？

- 你的身体是否有部位感觉不安或者能量爆棚（比如，腿或脚）？你是否需要做些什么使自己平静下来，比如泡盐浴或是散步？

身体能量与应激

你的身体是由能量与物质(比如，细胞、器官、肌肉、筋膜）组成的，两者共同创造了你的身体体验。筋膜是遍布你的全身、有弹性的结缔组织，在你的活动过程中扮演着重要角色。紧绷的筋膜不仅会限制身体能量的释放与运动能力的发挥（导致身体、关节或头部的慢性疼痛），还会向大脑发送应激信号。重复运动或过度运动、缺乏全身运动（比如由于久坐或久站）、糟糕的姿势以及应激等都将导致我们的身体以及大脑的紧张与痛苦。

小提示：如果一天中的大部分时间你都处于同一种姿势，那么请开始休息，换一种方式活动自己的身体（通过改变姿势或起身散步）。如果你注意到自己的身体能量释放不畅，或是筋膜系统处于紧绷或僵硬的状态，那么请开始借助以下技巧练习释放约束。比如：

拉伸运动、瑜伽、筋膜放松术或泡沫轴滚压、按摩点穴、针灸或激痛点疗法、太极、拍打或情绪释放法。

有意识的运动练习

如果你像大多数人一样，注意到自己并未完全意识到自己身体的能量需求，那么从现在开始：

- 设置一个每日目标，练习与自己的身体建立连接，以评估你在运动或休息时的能量需求。
- 设置一个每日目标，练习在运动时与自己的身体建立连接，见证自己能量的变化（比如，发现自己何时感觉能量得到补充、转换或释放）。

氧气

我们身体里的每个细胞都需要氧气才能正常工作，也需要氧气来应对日常生活中的应激。应激实际上会改变我们身体的自然呼吸节奏，向大脑释放我们正处于危险中的信号。在一天中，要养成持续有意识地进行身体暂停的习惯，与自己的呼吸建立连接，评估自己身体的应激水平以及能力：

你的呼吸是否平静、舒缓，来自于腹部深处？你的呼吸是否加快，来自于胸腔？你是否很难察觉到自己的呼吸？

在经历外部应激性事件（可怕或令人担忧的事件）或内部应激性事件（对过去、现在或未来而忧心忡忡）时，你是否注意到自己呼吸的变化？

有意识的呼吸练习

应激（以及其他情绪）会影响我们的身体，经常表现为我们呼吸模式的转变。请开始练习有意识地关注身体，评估身体目前的应激水平，如果需要的话，利用呼吸来调节应激水平。

- 设置一个每日目标，练习与自己的呼吸建立连接，通过发现感觉呼吸困难或呼吸不畅的位置来评估身体当前的应激水平。

- 设置一个每日目标，注意你在应对不同经历时（比如，看新闻、观看社交媒体上的视频等），呼吸是如何变化的，并且开始减少对让你应激或产生大脑皮层激活状态的内容的关注。

- 设置一个每日目标，当你注意到自己的大脑皮层被激活时（体现为呼吸加快、呼吸很浅或呼吸不畅），开始练习通过缓慢的深呼吸来调节自己的神经系统。

对身体表达感谢的练习

在进行以上这些练习时，相信你会越来越察觉自己是如何谈论、思考以及如何对待自己的身体的。你可能会开始见证自己批判、羞辱自己的身体或将自己的身体与他人的身体进行比较的频率。我们每个人的身体都是一个鲜活的奇迹，身体以无意识的方式控制着我们的消化、呼吸与心跳，但是很少会有人感谢身体每天为我们的生存所付出的辛勤努力。

感谢身体是带着感恩之情有意识地关注自己的身体。以下对身体表达感谢的练习能为我们提供与自己的身体重新建立连接的有效方法。当然，在此过程中，你可能会产生消极的情绪。有些人甚至可能会想要停下来或有想哭的冲动。对许多人而言，这可能是他们第一次（也是唯一的一次）表达自己对于身体的感谢，这一过程会给人带来强烈的情感体验。无论你有什么样的感情或想法，都请不加评判地真实流露。

当你见证对自己身体的任何自我批评时，请记住，这个声音并非来自你自己。试着将这些关键时刻看作宝贵的机会，它们让你开始学习改变旧习惯，以健康的新方式与自己交流。

让我们开始吧。

信念的力量

信念是在多年的真实生活经验中积累而来并得到证实的习惯性想法。你的大部分信念都是在童年时期产生的，储存在潜意识中，并随着时间的推移不断重复，最终成为大脑的神经通路。一旦进入潜意识，信念就会变成你当前以及未来所有经历的过滤器。值得庆幸的是，这些信念是在重复中形成的，所以我们也可以通过每天不断练习新想法来产生新信念。

小提示： 如果你为一些关于自己身体的消极或令人不快的想法而纠结，那么练习自我肯定，加强身体力量、表达身体之爱则至关重要。随着时间的推移，即使你认为自己无法实现这些新想法，不断重复这些新想法也会帮助你开始爱上并接受自己的身体。

想象对身体表达感谢

1. 找一个舒适安全的地方，或坐或躺，花几分钟，让自己的身体融入当下。如果你在闭上眼睛时感到安全，也可以选择闭上眼睛来隔绝外部干扰，专注于自己内心的感觉世界。

2. 做三次深呼吸，当你放松下来，感到平静时，感受腹部充满空气的感觉。

3. 将注意力转移到头顶和颈部。花点时间，感觉头颈相连的部位。注意大脑的睿智感觉，大脑储藏着你所有的人生经历。花点时间，感谢大脑拥有的智慧。

4. 将注意力转移到胸腔。花点时间，感受身体中承载心脏的部位。注意在接受以及给予爱时，敞开心扉的感觉。花点时间，感谢心脏拥有的智慧。

5. 将注意力转移到腹部与臀部。花点时间，感受身体中每天滋养与支撑你的部位。注意腹部与臀部的强壮感觉，让腹部与臀部成为你的基石。花点时间，感谢腹部和臀部拥有的智慧。

6. 将注意力转移到双腿与双脚上。花点时间，感受身体中每天带着你活动的部位。体会腿脚灵活有力的感觉，它们让你自由走动。花点时间，感谢双腿与双脚拥有的智慧。

自我肯定

加强身体力量、表达身体之爱

为了帮助你开始改变对自己身体的想法，这里有一些自我肯定的表达供你参考。请记住，为了利用神经可塑性的力量，你需要每天重复这些自我肯定的话。你可以把这些话写下来，放在随处可见的地方。大脑接触这些新信息的机会越多，对你越有利。

我的身体强壮而有能力。

我的身体很安全。

我的身体富有直觉、充满智慧。

我的身体每天都在治愈我。

我可以通过运动缓解紧张情绪。

我欣赏自己的身体。

我知道我的身体每天都在为自己努力工作。

我尊重自己的身体，给予身体适当休息，有意识地照顾自己的身体。

我能意识到自己的身体何时需要休息，何时需要努力。

我可以安全地感受身体的感觉。

当身体感到压力时，我就缓慢地深呼吸。

我知道如何让自己的身体感觉安全。

我的身体是一份独特的礼物。

我与自己的身体和平相处。

我感谢我的身体，感谢身体让我体验生活的种种。

我的身体是健全、完整、美丽的。

我的身体以及身体需求值得被照顾与满足。

我的身体毫不可耻，我毫不避讳地接受自己的身体。

我原谅自己过去对待身体的任何方式。

写给未来自己的日记

转变你的习惯性自我

我创建的"写给未来自己的日记"是自我疗愈社区的一个免费工具。该日记已下载五十多万次，同时我收到了成千上万封读者来信。这些读者通过每天使用这一日记改变了自己的生活。我也仍然在使用这个工具，它对我的生活产生了极其重要的影响。"写给未来自己的日记"利用了神经可塑性的力量，即大脑在人的一生中具有改变或创造新的神经通路的能力。如果持续使用这一工具，你就可以摆脱潜意识中的模式化行为——那些让你陷入困境、受条件作用影响的日常习惯。

你可以通过进行以下活动，开启改进之旅：

- 观察让你陷入困境的条件作用；
- 有意识地在日常生活中设定一个目标，改变自己；
- 设定操作性强的小步骤，通过日常生活中的新选择，塑造全新的未来；
- 即便你对这些日常新选择出现常见、普遍的精神抗拒，也要坚持下去。

从第 54 页的"健康确认"清单中选择一个类别（比如，营养、运动 / 休息或睡眠），来培养一个新习惯，以便更好地满足自己的身体需求。

设定一个目标，每天履行一个对自己的小承诺，帮助自己实现这个目标，并更好地将你的日常选择与你的身体需求匹配起来。

请根据以下日记提示（或自己创建一个类似的提示），利用你的新目标，帮助自己履行这个承诺，养成新习惯。

今天，我在吃饭时，意识到了自己的身体。

我很感激能再次有机会来探索自己对身体的意识。

这方面的改变让我更能察觉饱腹感。

今天，在用餐时，我练习察觉自己身体感觉的变化。

今天，我＿＿＿＿＿＿＿＿＿＿＿＿＿＿＿＿＿＿＿。

我很感激＿＿＿＿＿＿＿＿＿＿＿＿＿＿＿＿＿。

这方面的变化让我能够感受到＿＿＿＿＿＿＿＿＿。

今天，我练习＿＿＿＿＿＿＿＿＿＿＿＿＿＿＿＿。

　　有时，我们的自我照顾习惯无法满足我们身体的独特需求。通过每天记日记的练习，我们可以逐个改变这些习惯。记住，要养成新习惯，坚持至关重要。坚持意味着固定地练习我们的新选择，使之成为我们日常生活惯例的一部分。新习惯可能需要几周或几个月的时间来形成，这取决于你的个人情况，但新习惯的形成总是从每天履行一个小承诺开始的。真正的转变通常都会以这种方式发生。

　　在第 2 堂课中，你做了一些非常深入的工作，现在到了该为自己庆祝的时候了。我们已经准备好继续向前，去遇见我们的情绪自我了。让我们继续自我探索之旅吧。

在完成第 2 堂课的练习以后，
你将知道如何：

安全地回归自己的身体；

理解你的神经系统；

调节你的神经系统；

使用身心技巧进行自我疗愈。

HOW TO MEET YOUR SELF

第 3 堂课
遇见情绪自我

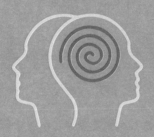

情感驱动

在第 3 堂课，你将了解：

大脑的条件作用是如何形成的？

自我以及核心信念的作用？

情绪成瘾的循环是如何产生的？

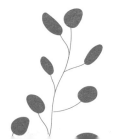

　　情绪深刻影响着我们体验周围世界的方式。大脑与身体相互关联，共同创造着我们的情绪体验。身体通过感觉感知情绪，而大脑通过想法或感受体验情绪。身体上的恐惧可能体现在胸闷或手部以及手臂的紧张之感上，这感觉会使你坐立不安。大脑中的恐惧可能体现在某些想法的反复出现上，包括某些假设（"假如……将会怎样？"的想法），或预想的最坏结局。

　　踏上了解情绪自我的这趟旅程，你将获得无穷力量。你会发现，自己目前的想法、感受以及行为，很大程度上都是过去的条件作用的反映，而非你的真正自我的反映。条件作用形成了我们日常生活中常有的情绪，让我们开始上路吧。

条件作用下的大脑

　　条件作用下的大脑创造了我们的潜意识，它包含了关于我们是谁的所有故事。条件作用下的大脑是具有惯性的，这意味着我们每天都会思考同样的问题，体验相同的感受，做出同样的反应。你应该记得，我们在谈及神经可塑性时提到，我们越是重复这些模式，我们的大脑就越会激活这些相同的神经网络。随着时间的推移，我们频繁激活这些神经网络，这些神经网络就会固定下来（或变成习惯性的），最终导致模式化状态的形成，而模式化状态控制着我们条件作用下的大脑。

条件作用下的大脑控制着我们看待自己以及他人的方式。从出生开始，大脑尚在发育，我们所听到、看到的一切就会进入我们的潜意识。当我们融入周围的世界中时，我们也在学习社交线索、语言以及其他信息。

儿童时期，我们在精神以及情感上都不具备完全理解周围世界的能力。我们处于一种（可称之为自我中心主义的）发展状态，在这种状态下，我们会把自己经历的一切个人化，也就是说，我们会认为：我们的所作所为或他人对我们所做的都是我们是谁的反映。我们有些人的父亲或母亲因为工作繁重，或药物成瘾，无法陪伴我们，我们就有可能内化一种信念，即我们"不配获得父母的陪伴或关注"。由于个人发展的不成熟，尽管父母向我们解释他们正在尽最大努力供养家庭，或努力调节自己的神经系统（因为我相信大多数药物成瘾的人都在努力地自我调节），我们也很难理解父母的缺席。

我们有些人的父亲或母亲挑剔、严厉或易怒，这可能会使我们形成一种我们"不够好，应当受到惩罚"的信念。随着时间的推移以及这些经历的不断重复，我们可能会内化一种信念，即我们有缺陷，不配得到好的对待或我们自身存在"问题"。由于经验不足，情感上不成熟，无法从更宽广的视野看待世事，我们可能会形成影响终身的错误信念。

我保证，你没有任何"问题"。事实上，你可能还没有发觉自己的许多美好之处。你已经做出了一个了不起的选择，去忘记自己从父母那里继承而来的信念，了解关于自己是谁的真相。

条件作用下的大脑受到自我保护

我们的大脑会创造意义，以帮助我们理解周围的世界。比如，我们若遇到了自己感兴趣的人，但是他们没有联系我们，我们就可能想象出一个解释，即"他们对我们不感兴趣"。如果我们失去了一个工作机会，就可能会想象出一个解释，即雇主觉得我们"能力不足，无法胜任"。我们越是频繁地将这些意义赋予自己的经历，这些解释就越会形成连贯的叙事或故事情节，伴随我们一生。这些故事构成了我们的自我（稍后我将详细介绍这一概念），或者仅仅构成了我们的故事。自我来源于我们生活经历的总和，逐渐固化成关于我们认为自己是谁的想法。

自我会对进入我们意识的信息进行筛选，只有那些匹配我们条件作用下的大脑所秉持的信念的信息才会进入我们的意识。如果条件作用下的大脑认为自己不配，自我就会根据这一信念筛选我们所有的经历。比如，这意味着无论何时我们想要开始探索一段新关系，尽管我们感到自己与对方之间有"化学反应"，但一旦我们没有接收到来自对方的回应，头脑里就会产生各种担忧（我说错话了吗？我冒犯他们了吗？关于×××我说得太多了吗？）。这些自我的故事，或者说我们为自己的经历所赋予的意义，都是大脑以不同的方式尽力应对不确定性的例证。不确定性会给大脑带来不安全感。条件作用下的大脑依赖确定无疑的已知事物和已经"被证实"的信念（我不配获得父母的陪伴或关注）来帮助我们获得安全感。

你可能会问自己，为什么自我会创造一个伤人的故事并坚称这个故事是真实的？答案是：一个伤人的理由总是比一个不确定的现实更有吸引力。你可能已经注意到，对于人们不知道答案的问题，他们很少甚至从来不会直接说"我不知道"，而是常常会对问题给出自己的解释。人类的大脑总是渴望确定性，大脑驱使自我不知疲倦地工作，以加强我们从年轻时就开始不断对自己重复的故事的真实性。

潜意识中的信念也会影响我们的身体体验。当我们专注于自己因为"不够好"而遭拒的情绪体验时，我们的神经系统就会对这种感知到的威胁做出反应，我们会心跳加速、呼吸急促、肌肉紧绷。神经系统失调的时间越长，大脑和身体之间的相互反应就越多，由此导致的情绪以及身体的不适感会让人难以承受。我们可能会采取让自己后悔的方式应对这种不适感，比如，"着迷般"刷社交媒体账户或交友应用软件上的内容。对我们大多数人而言，这个生理循环会带来情绪成瘾。

遇见情绪自我

我们拥有太多信念，不可能对所有信念一一察觉。这些信念存储在我们大脑的潜意识中，其中大多数在我们能够有意识地选择信念之前就已经形成了。这些信念是儿童时期我们从最亲近的人那里继承而来的——父母、家人、学校、童年好友、社区成员、宗教和文化机构以及媒体。我们将其称为核心信念，这些信念存在于我们的潜意识中。我们的大脑持续不断地证实我们的核心信念，最终创造出我们每天所经历的现实。

我们的自我高度保护我们的核心信念，当这些信念受到挑战时，自我就会产生情绪反应。对大多数人来说，当听到有人对我们的核心信念表示不赞同时，我们就会大喊大叫，为自己的信念辩护，或完全逃避与持有不同信念的人互动。

自我会将信念与我们的身份联系在一起，因此甚至一个相对较小的挑战都会触发我们全身神经系统的反应。简单来说，挑战我们身份的信念就像是对"我们是谁"的威胁。这就是为什么理解我们与自己的信念并不是一回事非常关键。带着好奇心，以开放积极的心态与这些挑战我们的人沟通，我们就能开始识别出与自己真正的价值观相一致的信念。

大脑中的过滤器

你的大脑每天都会受到周围环境的各种刺激。因为接收所有这些信息会让你难以承受，所以你的大脑中有一个可称为网状激活系统（the reticular activating system，简称 RAS）的区域，该区域会无意识地过滤掉所有不必要的信息，只将重要的信息保留下来。举个简单的例子，在拥挤嘈杂的房间里，你能够听到邻桌有人喊你的名字，就是因为网状激活系统在起作用。你的信念是常见的过滤器之一，网状激活系统会通过信念来确定对你来说什么是有意义的。你的潜意识会通过网状激活系统来证实自己最根深蒂固的信念，即使在意识层面，你不再承认这些信念。这意味着，你会暗暗觉得自己是个有任务要完成的骗子，只会在日常的工作生活中发现更多的实例来证实这些信念的正确性。

小提示：请使用以下问题，开始有意识地识别以及见证你最常见的信念。

你的核心信念是什么？

以下练习将帮助你探索以及识别可能存在于你的潜意识中的不同核心信念。我们的一些核心信念来自那些充满困难、挑战或痛苦的经历。这些不适或困难的经历——以及这些经历所带来的情绪——并不是最近产生的，它们此前一直潜伏在你的潜意识深处。有意识地探索并见证你的核心信念将袒露你的大脑一直努力掩盖的过去的痛苦经历。在做以下练习时，你需要对自己保持客观、心怀同情。

种族与族群

当你想到种族与族群时，你会想到什么？你和自己的种族与族群之间的连接紧密吗？你对那些与你同一种族的人持有什么信念？你对那些与你不同种族的人持有什么信念？

宗教与精神

当你想到宗教与精神时，你会想到什么？你对宗教的主要看法是什么？你与更大的力量（比如，人类起源、宇宙）之间的连接（或缺少连接），对你来说意味着什么？

_____

_____

人际关系

当你想到人际关系以及人际关系的目的时，你会想到什么？当你想到人际关系中的不同角色时，你会想到什么？你认为自己应当在人际关系中扮演什么样的角色？

_____

_____

性别

当你想到性别和性别对你的意义时，你会想到什么？基于你的性别，你认为自己应该扮演什么样的角色？你的父母分别扮演了什么样的性别角色？

_____

_____

感觉

你是否认为有些感觉是可以表达出来的？你是否认为有些感觉是不可以表达出来的？

_____

_____

金钱

当你想到金钱时，你会想到什么？金钱对你而言意味着什么？关于金钱，你都听说过什么？

职业／目标

当你想到工作、职业或事业时，你会想到什么？你认为自己更深层次的激情或目标与你的工作理念或工作体验有联系吗？有何联系？

世界观

你是如何看待这个世界的？这个世界是安全的还是不安全的？这个世界是公平的还是不公平的？你认为自己能给世界带来影响吗？还是你认为自己的行为毫无意义？

性行为或身体爱抚

当你想到性行为或身体爱抚时，你会想到什么？当你想到做爱或其他性行为时，你会想到什么？

美的理想

当你想到美的时候，你会想到什么？当你想到绝世美颜时，你会想到什么？你从父母以及其他家庭成员那里获得了哪些关于外表美的看法？

你的信念与行为匹配吗？

涉及自我时，我们往往无法准确地看待自己的行为。自我是一种保护机制，它会阻止我们做出改变。你可能听人说过另一个人拒绝承认现实。这正是自我的所作所为。自我会让我们对自己的现实缺乏觉察。为了看清自己，你必须与自我以及自我创作的所有故事和解。有些人称这一过程为觉醒。觉醒当然不是一个简单的过程。当我们觉醒或看清现实中的自己到底是谁、我们在现实中扮演的角色时，我们就可以诚实且有意义地生存；信念也会与行动保持一致。

下面的练习将帮助你决定自己的言行是否一致。我们大多数人都能识别自己的信念与行为的不一致之处。这很常见，不必为此感到羞耻。一旦我们发现两者的不一致之处，同时明确自己真正的信念时，我们就可以开始真正地让自己的行为与信念匹配起来。

种族与族群信念（参考上一练习）：

_____

_____

我的行为：面对与你同一种族的人，你是如何做的？你是如何对待他们的？面对与你不同种族的人，你是如何做的？

_____

_____

我的信念与行为一致吗？

□是　　　□不是　　　□不确定

宗教与精神信念（参考上一练习）：

_____

_____

我的行为：在你的日常生活中，宗教或精神（比如，更大的力量、人类起源、宇宙）扮演什么角色？

我的信念与行为一致吗？

□是　　□不是　　□不确定

人际关系的信念（参考上一练习）：

我的行为：你的人际关系感觉如何？你在自己的人际关系中扮演什么角色？你在扮演这些角色时感觉如何？

我的信念与行为一致吗？

□是　　□不是　　□不确定

性别信念（参考上一练习）：

我的行为：由于你的性别，你会觉得自己可以做什么？由于你的性别，你觉得自己不该做什么？

我的信念与行为一致吗？

□是　　　□不是　　　□不确定

关于感觉的信念（参考上一练习）：

_____

_____

我的行为：你觉得自己可以有哪些感觉？你觉得自己不可以有哪些感觉？

_____

_____

我的信念与行为一致吗？

□是　　　□不是　　　□不确定

金钱信念（参考上一练习）：

_____

_____

我的行为：金钱在你的生活中扮演什么角色？你是如何花钱的？在谈论钱或收到钱时，你会感觉舒服吗？

_____

_____

我的信念与行为一致吗？

□是　　　□不是　　　□不确定

关于职业 / 目标的信念（参考上一练习）：

_____

_____

我的行为：工作、职业或事业在你的生活中扮演什么
角色？你认为自己更深层次的激情或目标与你的工作体验
有联系吗？有何联系？

_____

_____

我的信念与行为一致吗？
□是　　　□不是　　　□不确定

世界观（参考上一练习）：

_____

_____

我的行为：总体而言，你对这个世界感觉如何——你会
感到安全并且信任周围发生的一切吗？你觉得无能为力吗？

_____

_____

我的信念与行为一致吗？
□是　　　□不是　　　□不确定

关于性行为或身体爱抚的信念（参考上一练习）：

_____

_____

我的行为：当你想到或谈论到性时，你会感觉舒服吗？亲密的身体爱抚会让你感觉舒服吗？

_____

_____

我的信念与行为一致吗？

□是　　　□不是　　　□不确定

关于美与外表的信念（参考上一练习）：

_____

_____

我的行为：你会用何种方式改变自己的外表，成为理想中的样子？

_____

_____

我的信念与行为一致吗？

□是　　　□不是　　　□不确定

遇见你的内在小孩

既然我们澄清了一些可能会对我们的经历产生影响的条件作用下的信念，那么就可以更加深入地了解我们大脑的潜意识。内在小孩是我们潜意识的一部分，承载着我们未被满足的童年需求、受到压抑的情绪、创造力、直觉以及游戏的能力。内在小孩也承载着我们在过去的羞耻以及受创的经历中受到的创伤。几乎所有人在儿童时期都有过羞耻或受创的经历（或许多这样的经历），这给我们造成了创伤。随着我们长大成人，这些创伤不会消失，内在小孩会携带这些创伤。正是这些创伤或未解决的情绪问题，造就并维持了我们今天的许多潜意识行为。

我们需要正视、倾听以及承认自己的内在小孩的需求。对于许多我曾经参与治疗的人来说，只要他们意识到自己内在小孩的存在，就可以改变与自己对话的方式。儿童时期，在一些情况下，我们无法选择，也没有能力去保护自己。从来没有一个孩子受到虐待是咎由自取，也没有一个孩子会对虐待无动于衷。作为成年人，我们每个人都有机会——也有责任——去承认我们心灵深处受到创伤的内在小孩。我们有责任变成自己的内在父母，充满智慧和爱心地认识并满足我们儿童时期未被满足的核心需求。我们只有花时间去认识并承认自己内在小孩的存在，理解内在小孩的核心需求，才能开始做到这一点。

在表 3-1 中，你会看到描述内在小孩核心需求的内容，它将帮助你确定自己内在小孩的需求是否得到了满足。你也会看到写给内在小孩的日志提示，这些日志提示将帮助你开始认识自己的内在小孩。在我们进一步探索前，我必须承认，对一些人而言，与内在小孩建立密切联系的想法会让他们感到不适。当我第一次这样做时就感觉尴尬，需要克服大量的精神阻力才能这么做。此外，如果你曾经忍受虐待或被忽视，那么在与内在小孩建立连接时，你可能会感到不安全。我需要再次提醒你，请在需要休息时停下来休息，同时还要记住，如果单独做这些练习会让你感觉难以承受，那么你可以与心理治疗师一同完成。

当内在小孩的核心需求持续未得到满足时，就会形成创伤，这种痛苦会持续一生。表 3-2 详细介绍了遭受创伤的内在小孩与被呵护的内在小孩各自具有的品质。

表 3-1　内在小孩的核心需求

身份 / 在这个世界上的重要性	自我意识或关于我是谁的意识； 与家人以及社区连接的感觉。
安全	充分表达自己的安全感； 人际关系中的信任感。
连接 / 爱	分享脆弱性以及安全的连接感带来的情感联结。
自主	不受外界压力、暴力或内部缺乏一致性的影响，自由选择对自己最好的一切。
变化 / 刺激	渴望学习、观察以及体验新事物； 开放的心态以及乐于接受新事物的意识。
成长	为了从经验中学习、成长（或进化）而愿意面对挑战。

表 3-2　受伤的内在小孩与被呵护的内在小孩各自具有的品质

受伤的内在小孩	被呵护的内在小孩或真我
感到不安全。	感到安全。
指责或批评（自己以及他人）；行为体现防御性。	不加评判地观察自己并允许（自己以及他人）真实表达。
把自己与他人比较（寻求外部认可）。	自我内部认可。
自我设限（比如，"我不够好"或"还不够多"）。	不设限（比如，每一时刻都有机会）。
过度反应或变得麻木（比如，沉默不语或解离）。	乐于接受游戏和需要想象力、创造力的活动（比如，油画、写作、素描等）。
想法非黑即白（比如，相信"对"与"错"的绝对性）。	乐于接受多种视角或多种理解。
忽略或伤害自己。	自我照顾且自律（按需运动与休息）。
缺乏边界（对自己以及他人）。	拥有边界（对自己以及他人）。

关于内在小孩的日志

现在让我们开始练习观察并承认内在小孩的存在及其对你日常生活的影响。

- 从早到晚观察内在小孩。使用第 119 页的图表加以指导。
- 找一个安全宁静、感觉舒适且不被打扰的地方。
- 针对以下提示，反思并记录你的反应。写在给出的空行上或将此格式复制到你的笔记本中。

经历

发生什么会激活你的内在小孩的创伤（以表 3-2 的内容为指导）？

想法

当我的受伤的内在小孩被激活时，我在想些什么？

感觉

当我的受伤的内在小孩被激活时，我有何感觉？

反应

当我的受伤的内在小孩被激活时，我有何反应（比如，发脾气、生闷气、表现冷漠等）？

内在小孩的七种原型

年轻时，我们大多数人都能接触到自己孩子气的一面。这一面的我们无拘无束、满怀惊奇、怀有敬畏，并与真我的内在智慧紧密相连。随着时间的推移，由于自身的经历以及条件作用的影响，我们当中大多数人开始拒绝或否认这部分的真我，扮演各种角色，来帮助自己获得爱以及安全感。以下详细介绍了内在小孩的七种原型。请阅读以下描述，同时花时间见证自己的内在小孩在条件作用下扮演的不同角色。

- **照顾者。**忽视自身需求以获得身份认同感和自我价值感。认为只有通过关心以及照顾他人才能得到爱。

- **高成就者。**通过成功与成就来获得存在感和价值感。利用外部认可来应对自己的低自我价值感问题。认为只有高成就才能得到爱。

- **低成就者。**由于害怕失败后遭受的批评以及羞辱而降低自己的存在感，从不主动发挥潜力，经常在比赛开始之前就退出（或放弃）。认为只有保持隐形，不被关注才能得到爱。

- **拯救者 / 保护者。**认为他人是无助、无能且依赖性的，自我处于实力的位置，企图在他人有需要时拯救对方，以获得爱与自我价值感。认为只有帮助他人解决问题才能得到爱。

- **欢乐喜剧人。**总是保持快乐开朗的"喜剧人"形象，从不表现出痛苦、软弱和脆弱的一面。认为只有自己和身边的人都快乐才能得到爱。

- **老好人。**放弃自己的一切，忽视自己的需求，以满足他人的所有渴望与需求。与照顾者相似，他们通常是自我牺牲的典范。认为只有保持善良与无私的品格，才能得到爱。

- **英雄崇拜者。**一直希望效仿某人或某大师，就像儿童时期，将父母（或其他照顾者）视为没有缺点的超人一样。认为只有压抑自己的需求、欲望与直觉，视他人为人生榜样，才能得到爱。

致内在小孩的一封信

神经科学表明，用笔写下自己的想法将增强认知技能并提高神经可塑性。随着时间的推移，建立这些神经通路会帮助我们（随着时间的推移）重新形成自己的想法、感觉、行为以及反应。以一个明智有爱的内在父母的角色，给你的内在小孩写一封信，这将帮助你开始呵护以及疗愈受伤的内在小孩。

找一个安全宁静、感觉舒适且不被打扰的地方。

如果可以的话，找一张自己 3~7 岁时的照片或想象自己 3~7 岁时的样子。看一下这张照片或审视心中形象，问问自己：

- 我想告诉童年时的自己什么？
- 童年时的自己需要了解或听到什么，但却没有人告诉他？
- 如果可以回到过去，给予童年时的自己鼓励、关爱与支持，我会说些什么？

现在，给童年时的自己写一封信。你可以想到哪里写到哪里，信件长短不拘。写信时，哭泣或情绪激动都是正常的反应，只管释放情绪。如果这一练习对你有疗愈作用，你可以继续给自己写信，看看随着时间的推移，信的内容将发生怎样的变化。

亲爱的年少受伤的 / 痛苦的（插入你的名字）：

遇见你的内在批评者

我们每个人都有一个自我评判以及自我羞辱的内在批评者。我们对待自己会比任何人对我们都要苛刻。内在批评者并不会鼓舞、支持我们，只会专注于评判与否定，只看到自己遭遇困难、失败和感到失意的一面。根据我的经验，如果我们的父母喜欢挑剔，那么我们的内在批评者就会更加尖锐严厉，更为如影随形。

尽管内在批评者听起来有害无益，但是其存在也是适应的结果。我们一旦理解了内在批评者产生的原因，就会理解它的目的。就如我们的自我一样，内在批评者的形成是为了保护我们免受不确定性带来的威胁。对于内在批评者而言，任何新事物都是未知的领域，任何不熟悉的事物都是安全受到威胁的信号。内在批评者会被激活，提醒我们注意自己潜在的痛苦、最大的恐惧、曾经的失望，以及毁掉我们未来潜力的限制性信念。

高度活跃的内在批评者可能会伤害我们的情绪健康、身体健康以及自尊。当我们花时间来理解自己的内在批评者为什么会出现（内在批评者出现的目的）时，我们就开始培养自己倾听内在批评者的意识以及创造新的内在对话的能力。

在接下来的几天或几周内，请花些时间，开始识别你的内在批评者（如表 3-3）：

表 3-3　关于内在批评者

我的内在批评者例子

事件 / 经历	来自内在批评者的信息
我答错了一个问题，同学或同事嘲笑我。	我真笨；我什么事情都做不好。
我长得跟杂志及电视里的模特不一样。	我真丑；我没有吸引力。
我的伴侣没有像我要求的那样收拾碗筷。	他们不体谅人；他们故意忽视我的要求。
我的同事把报告搞砸了。	他们无能；我是唯一一个可以把事情做对的人。

我的内在批评者

事件 / 经历	来自内在批评者的信息

柔和且有爱的眼睛

当我们变得挑剔，喜欢评判，或急于否定时，我们的视野就会变得狭窄而专注（专注于缺陷）。很多人会一直用挑剔和评判的眼光看待自己的身体。这种狭隘的观点会向身体传递压力或威胁的信息。

小提示：看着镜子里的自己时，请花些时间，让目光变得柔和一些，让眼光进入中立状态：

- 放松眼睛以及面部肌肉，让目光变得更加柔和。
- 让更加柔和、温柔以及有爱的感觉传遍全身。
- 确认你的身体状态，注意身体的压力与紧张感的任何转换与变化。

明智的内在父母

儿童时期，我们的内在小孩可能没有一直接收到来自明智的内在父母的呵护、鼓励与安慰的信息。作为成年人，我们可以成为自己明智的内在父母，开始满足自己的内在小孩未得到满足的需求。请使用表3-4作为参考，发现明智的内在父母对你的内在小孩说话的方式。

表 3-4　内在小孩所受的创伤与来自明智的内在父母的声音

事件 / 经历	内在小孩所受的创伤	来自明智的内在父母的声音
因做错事而遭到批评与羞辱。	我遭到了拒绝；我不值得人爱。	我的行为并不能决定我是否值得人爱。
错失了工作、奖励机会等。	我不配；____ 比我更优秀。	成就不影响我的价值。
新朋友或爱慕对象爽约。	我永远不会被选中；我将孤独终老。	我也许永远不会知道这些人为什么没空，但是他们的行为并不能反映我是谁。
被排除在社交圈或社交活动之外。	我不为人所接受；____ 不喜欢我。	没有收到邀请并不一定意味着我不被人喜欢；与我趣味相投的人一定会邀请我。
做错了事或意外做了某事（比如，弄撒了饭或打碎了东西）。	我任何事情都做不好。	事情不会一直按计划进行。

重塑内在小孩

自我重塑是一个过程，在此过程中，我们切实学习如何满足儿童时期内在小孩未被满足的需求。自我重塑是一种练习，练习通过日常的自我照顾与观察，成为自己明智的内在父母，给予自己儿童时期可能未得到的呵护，如表 3-5 所示。

表 3-5　自我重塑的四个核心要点

爱的管教	自我照顾
儿童时期，对很多人来说，没有人教会他们一些简单、有用以及健康的习惯与惯例。我们可以通过以下方式加强爱的管教： · 遵守对自己的小承诺； · 培养日常的习惯／惯例； · 拒绝于我们无益的事情； · 即使对保持边界感觉不适，也要这么做； · 与外界分离，花时间反思自我； · 用客观（不带评判的）语言清楚地表达我们的需求。	儿童时期，对很多人来说，没有人教会他们睡觉、运动、营养以及与自然连接的价值。我们可以通过以下方式培养自我照顾的能力： · 比平时早一点睡觉； · 做饭／吃自己做的饭； · 冥想五分钟（或更长时间）； · 运动五分钟（或更长时间）； · 写日志； · 花时间走进自然、与自然连接； · 让阳光洒在身上； · 与爱的人保持连接。
快乐	情绪调节
儿童时期，对很多人来说，没有人教会他们自发性和创造性的活动、游戏以及活着本身的快乐的价值。我们可以通过以下方式培养这种快乐： · 自由地唱歌、跳舞； · 做点计划之外的事； · 发展新的爱好或兴趣； · 听最爱的音乐； · 赞美陌生人； · 做一些我们小时候非常喜欢做的事情； · 与朋友和爱人保持连接。	儿童时期，对很多人来说，没有人教会他们拥有情绪察觉能力的价值与实践。我们可以通过以下方式培养调节情绪的能力： · 练习腹式呼吸； · 观察我们的身体对情绪的感觉； · 注意什么会激活我们的神经系统反应； · 不加评判地见证情绪反应； · 允许所有情绪的出现，除观察情绪外不做其他的事。

来自明智的内在父母的自我肯定

我们的内心一直存在明智的内在父母；我们可能只是不知道该如何接近他们。通过练习以下自我肯定的话语，我们可以开始与明智的内在父母展开对话。通过使用这些自我肯定的话语，我们可以开始建立新的神经通路，这样一来，下次当我们的内在小孩需要支持时，我们就可以使用这些神经通路。

最近，在一次赴约快要迟到时，我就使用了其中一种自我肯定的话语。我坐在车里，为要迟到而自责，我能感觉到自己心跳开始加速，身体开始紧绷。无法控制周围的交通状况增加了我的压力，让我更加感到焦虑。我想起自己的内在小孩在这个时刻可能也正感到害怕，于是深吸一口气对她说："你很安全。"在给自己打气而不是陷入自我羞愧的循环后，我感到平静多了。

以下是一些自我肯定的话语，可以用来初步接触你的明智的内在父母：

你很安全，现在我来照顾你。

你值得拥有爱，值得有归属。

你无须扮演任何角色或取得任何成就，你本身就值得爱。

你完全可以去找寻自己需要的以及想要的。

你的任何感觉都是可以接受的；情绪没有对错。

你的需求至关重要。

你足够好，并且具有等待挖掘的独特天赋。

你可以花时间去感受自己的感觉。

犯错是生活中很正常的一部分，你可以从错误中学习。

你不必知道所有答案。

你可以想玩乐就玩乐，想探索就探索。

你可以拒绝对你没有益处的人、地方与事物。

你值得花些时间照顾自己。

如果出现以下情况，那么你可能需要自我重塑：

· 你有自我背叛或无法兑现对自己的诺言的习惯。

· 你的自我价值感很低。

· 你的人际关系不正常。

· 你一直害怕受到批评。

· 你在设置以及保持边界方面存在困难。

· 你对自己的需求、渴望、欲望以及激情缺乏了解。

遇见自我

自我的练习

自我的名声往往都不好。有些人认为自我是一种负面的品质或一种性格缺陷。但正如你所了解到的，每个人都有自我，它是大脑中用来承载我们认为自己是谁、我们认为别人是谁以及我们对世界的看法的那一部分。将自我看作从童年继承而来、贯穿一生的故事的总和，将会对我们有所帮助。尽管许多人会诋毁自我，但自我却是人类灵魂的必要部分，自我会帮助我们理解自己在生活中是谁。自我仅仅是一个保护者，它将激活我们的反应直到我们承认自我的存在。当我们尚未意识到自我的存在时，自我将影响我们的生活体验并带来一些问题。我们真正需要做的是软化或整合自我，勇于见证自我，超越自我的本能反应，做出有意识的选择。

我们当中许多人没有意识到自我，甚至不知道自我的存在。想象一下：你上了汽车，没有坐在驾驶座，而是被蒙着眼睛坐在了副驾驶的座位上。而坐在驾驶座上的是你的自我，它随心所欲地驾驶汽车，带你去任何它想去的地方。这就是许多人目前的生活方式。我们需要做的是摘下眼罩，回到驾驶座，让自我坐在我们旁边，以乘客的身份参与这趟旅程。有时自我会突然出现（通常在我们最害怕的时候），试图控制方向盘。当我们意识到这一点，同时努力进行自我的练习时，我们就能轻松地看见自我，引导其平和地回到自己的座位上。我们这样做得越多，就越有能力掌控自己的生活。

自我的练习是将你自己与你的自我分开的一种方法。

当我们学会区别自我与自己是谁，就可以打开空间，做出与真我保持一致的选择。这个练习会让你与所有的自我故事分离，从全新的角度，以更有力量的方式看待自己。

当你开始自我的练习之前，你要为你的自我取一个名字。记得取一个感觉对的名字。在我的社区里，人们为他们的自我起各式各样的名字，乐此不疲，所以请尽情发挥想象力！我将我的自我命名为杰西卡（Jessica）。我跟你说，有时候，杰西卡有自己的想法！

我将我的自我命名为：

_____

_____

恭喜！你的自我有名字了。此刻，你不再是你的自我。现在，让我们一起进行自我的练习。

关于"我是谁"的练习计时 2~5 分钟，然后问自己一个问题，展开思考并记下你此刻的所有想法。这个问题是：我是谁？写下你的脑海中出现的任何想法（这被称为自由联想），并注意此刻你想到的一切，包括你会认同、有共鸣以及热爱与关心的所有事物。

_____

_____

在接下来几天（或几周）内，请在一天中见证自己，注意你想到或说出"我是……"的所有场合，注意你最常用哪些词汇和描述语来形容自己，或用哪些身份角色来定义自己。

一天中，我看待自己的典型方式：

一天中，我向别人描述自己的典型方式：

见证自我的工作

既然我们已经开始对自我是如何看待我们的有了更深的理解，那么让我们开始练习见证一天中自我的工作吧。请使用以下提示，在接下来的几天（或几周）内，见证并探索你的自我会在何时出现以及以何种方式出现。比如，自我出现时，你正在与谁互动？你正在做什么？你有什么感觉？

最近一次别人反驳你的信念或观点时，你感觉如何？有何反应？

当你听到新的信念或想法时，通常会有什么反应？（你会保持开放？变得麻木？还是不知所措？）

最近一次有人找你谈论他们的问题时，你是将话题拉回自己身上或自己的问题上（比如，"我永远不会"或"如果我是你，我会……"），还是能够不插入自己的观点且积极聆听对方？

多久一次以及在什么情况下，当你做某事时，会想到或会说"我应该做其他的事"？

多久一次以及在什么情况下，你会为了在日常生活中或社交媒体上"显得如何"而做某事（比如，为了发朋友圈照片而去度假，为了得到社会认可而接受某份工作，为了令人印象深刻而去购买超过个人经济能力的房子）？

当有人就某事给了你一些让你不快的反馈时，你通常会如何反应？你会百般辩解吗？你会深呼吸，试图听清原

委吗？还是会回避别人并陷入自我批评的漩涡？

———————————————————————————————

———————————————————————————————

　　当你犯了一个常见的错误时（比如，开会迟到、情绪失控或忘了办某事），你通常会对自己说什么？你有没有想过或说过"我真是个白痴""我活该被解雇""我什么都做不好"之类的话？

———————————————————————————————

———————————————————————————————

　　当你尝试不熟悉或新鲜的事物，同时感到不自在时，会作何反应？你会克服"我不擅长此事"的想法，继续努力吗？

———————————————————————————————

———————————————————————————————

　　遇见自我的冥想

十个常见的自我故事

　　以下是我在我的社区里最常看见的自我故事。你可能会立刻与其中一个故事产生共鸣，也可能会与多个不同的故事共鸣。在接下来的几天里，请见证发生在自己生活里的这些故事。注意到这些故事，并将这些故事看作故事，你就不会再将它们当作真理来回应，而是以全新的方式来回应。

别忘了练习自我同情，承认这些自我故事有其益处，它们曾经保护过我们最深层的内在小孩的创伤免受触碰。

无助感或相互依赖

高度警惕自己为了高兴或充实而需要建立一段关系；对自身或"我们"的需求以及另一个人或"他们"的需求不加区分。自我故事主题可能包括能力不足、自觉不够好，或不断与同行或他人进行消极的比较。

多久一次以及在什么情况下，在做决定之前，你会想要与他人商量？

多久一次以及在什么情况下，你会想要寻求他人的帮助？

无价值感、羞愧或被孤立

自我故事主题包括在公共场合（基于外貌或社交行为）或私下（基于我们的隐秘欲望）感觉羞愧。通常对感知到的批评、拒绝或指责过度敏感。常常包括由于你的"缺陷"而感到孤单、异于他人或不属于任何群体或社区的想法。

多久一次以及在什么情况下，你会因为自己令人羞耻的一面而觉得自己不值得被爱或感到孤独？

多久一次以及在什么情况下，你会想到自己与周围人的差异或与他们的分离？

消极或悲观

过度关注于事情或体验的消极方面，忽视积极方面。担忧任何进展顺利的事情最终都会失败。自我故事主题包括担心、抱怨、优柔寡断以及过度警惕。

多久一次以及在什么情况下，你会想到所有已经 / 可能出错的事情，而忽略所有可能 / 已经做对的事情？

多久一次以及在什么情况下，你会想到自己生活中目前存在的问题？

不值得被爱以及寻求认可或成就

过度强调对认可以及确认的需求。可能包括为赢得关注而过度在意地位、外表、社会声望、金钱或成就。

多久一次以及在什么情况下，你会在意或是担心别人对你的看法？

多久一次以及在什么情况下，你会在意或担心来自生活不同方面的反馈？

完美主义

对自己和他人的行为过度关注以及吹毛求疵。认为人们应该为自己的错误和未满足他人期望而受到惩罚。严苛的自我故事无法容忍人性的不完美，无法与他人的感受共情。包括高得不切实际的道德、伦理、文化以及宗教标准。

多久一次以及在什么情况下，你会思考自己的行为与表现？多久一次以及在什么情况下，你会想到自己的表现或行为？

多久一次以及在什么情况下，你会想到自己（或他人）行为背后的道德问题？你会感觉自己像个骗子/冒名顶替的人，或担心别人发现自己的错误或缺陷？

自我牺牲

为了维持与他人的连接或为了避免感觉自私，倾向于将别人的需求或情绪置于自己的需求和情绪之前。过度关注他人而非自己的感觉、需求或渴望。

多久一次以及在什么情况下，你会想到或担心在人际关系中别人对你的看法？

多久一次以及在什么情况下，你会想到或担心是否应该优先满足他人而非自己的需求，即使他人的需求与你的需求相左？

安全感匮乏或遗弃感

人际关系体现不稳定、不可靠、混乱或遗弃的模式。经常担心或害怕遭受身体或心理伤害。比如，担心遭遇健康灾难（如心脏病），情绪灾难（如"发疯"）或人身伤害（如被抢劫）。

多久一次以及在什么情况下，你会想到或担心由于爱人离开或去世而使你的生活失去支撑？

多久一次以及在什么情况下，你会想到或担心你的人

际关系中是否有人能为你提供支持和帮助？

优越感或特权感

　　自我故事主题是优越感或特权感觉，仅仅关注自己的需求 / 渴望，不关心他人。包括与他人的竞争意识或对他人的支配感。

　　多久一次以及在什么情况下，你会想到打败某人或在某方面取胜？

　　多久一次以及在什么情况下，你会想到别人亏欠了你？

情绪过度或情感麻木

　　倾向于思考或担心自己的情绪和感觉，以及控制自己的情绪与感觉。可以包括高度关注他人对自己情绪表现的反应。

多久一次以及在什么情况下，你会想到或担心情绪"失控"？

在什么情况下，你会出于对他人反应的担忧，而不知该如何表达自己的想法？

剥削或侵犯

人际关系体现伤害、虐待、羞辱、操控或欺骗等模式。可能包括缺乏信任感或无法与他人建立连接。

多久一次以及在什么情况下，你会想到或担心由于他人有意或无意的选择你的需求将无法得到满足？

多久一次以及在什么情况下，你会想到自己的一生中别人对你的种种伤害？

遇见你的影子

影子自我是从童年以来，你一直否认或压抑的那部分自己。儿童时期，我们会从自己所爱的人那里接收各种各样的信息，这些信息事关我们的哪些方面是"好的"以及哪些方面是"不好的"。我们的父母会说"你做了某某事，真是个有礼貌的好孩子"或者"不要做某某事，要懂得分享你的玩具"。

正如你所了解到的，当我们还是孩子时，并不知道什么该往心里去，什么不该往心里去。别人对我们说什么，我们就信什么。如果我们深爱的人（我们生存所依赖的人）告诉我们，我们正在做的事情是"不好的"或者"错的"，我们就有可能相信自己是不好的或错的。比如，我们会因为被告知小心行事是好的，而表现得更加小心行事。我们也有可能因为相信私藏任何东西或想要某件东西是自私的而否认自己的需求与欲望。所有这些想法都是基于我们接收到的信息而在我们的潜意识中产生的。有时，尤其对那些曾经因为表达某些需求或宣泄某些情绪而受到惩罚的人，这些信息就会更加直接。对于许多人来说，他们因为想要得到更多关注，因为太爱哭泣或太过"戏剧化"而受到惩罚，这是他们采用一种人格面具或"虚假自我"以取悦周围人的开始。

我们的影子自我不仅包含我们"消极"的一面，也包含我们一些积极的方面，只不过这些积极的方面没有得到社会的认可，也不为外人所看见。许多人的家庭都对孩子的学业表现寄予很高的期望，期望孩子专注学业，从而获得更多的机会以及更好的生活。这往往会导致我们其他的内在能力与天赋被忽略。在儿童时期，我们许多人都喜欢绘画、唱歌等艺术形式，却可能发现自己的艺术才能被忽视，当我们展现自己这方面的才能时，就会有人告诉我们不要"瞎胡闹"或"浪费时间"。可悲的是，我们许多人的影子自我都包括这些不被社会认可或完全被忽视的创造性天赋。

当我们没有意识到自己的影子自我时，就倾向于将其投射到他人身上。我们会急于给他人贴标签（比如，自命不凡、为所欲为、贪得无厌等）。你会注意到自己投射到他人身上的特征，通常是你在他人身上屡屡看到的模式。如果有人告诉你，你所看到的这些特征也同样存在于你自己身上，而这就是你为什么能在别人身上看到这些特征的原因，你也许会感到震惊。有时，我们可能会标榜自己比这些人"更好"。当我们在他们身边时，我们也可能会释放出美德信号，以此缓解不能接受自身这些特征的内在冲突。事实上，我们所有人都有不堪、颓丧、痛苦、自私以及嫉妒的一面，这些方面不会让我们变"坏"。我们越是能接受自己的全部，就越是能接受别人的全部。

我们也会同样急于将"好"的特质投射到他人身上。我们甚至可能会"英雄崇拜"或将有些人视为超越凡人或完美无瑕的存在。现实中，即使是我们最敬佩的人也会有缺陷，有不安全感，有让他们感到羞愧的特质。同样重要的是，要明白我们所羡慕的"好"的特质存在于他人身上，这些特质也同样存在于我们自己内心深处，这就是为什么我们会在他人身上看到这些特质的原因。只有通过内心的练习，我们才能真正开始看到自己身上被忽略的美好。

如自我一样，我们的影子自我最终也希望能融入我们自己，或者仅仅希望被看见，得到承认以及尊重，只有这样我们才能变得完整。换句话说，只有这样我们才可以成为完整、得到充分表达的真我。人们基于自己的主观想法忽略了你的很多方面或将你的很多方面视为"不好的"。我们的影子自我中存在着我们美好的方面（比如，创造性），也存在令我们害怕的方面（比如，报复心理、嫉妒心理、恐惧心理以及随之而来的所有可怕想法）。遇见我们的影子自我就是遇见我们真正的人性，而我们都可以学会爱上自己的影子自我。

你会感到羞耻或内疚吗？

尽管你们当中有些人可能会将羞耻和内疚这两个术语互换使用，但是羞耻和内疚其实是不同的感觉。内疚是当我们知道自己已经犯了错而产生的感觉，这种错误通常来自我们的某些行为或不作为。羞耻是当我们认为自己这个人有缺陷或毫无价值时的感觉。尽管这两种感觉都表明我们对我们（以及我们的行为）如何影响他人以及我们周围的世界有所察觉，从而使这些感觉具有进化意义（和社会意义）上的价值，但是羞耻会毁坏我们的自我意识，使我们对自己的不当选择讳莫如深。

小提示：开始注意自己感到羞愧的时刻，练习将自己与自己的选择或行为分开。重塑你的想法，告诉自己，即使你对自己的某些行为感到失望，你仍然有价值，值得被爱。

影子练习：遇见你的影子

请花点时间思考以下问题。有些答案你可能不能立刻想到。没关系，你可以在当页做个标记，稍后再回答。你对这个练习越是保持开放，你的答案就会越清晰。

你认为一个人最糟糕的特征、特性或行为是什么？

你不喜欢自己的哪些特征、特性或行为？

你总是会嫉妒（或希望自己也拥有）别人身上的哪个特征？

最让你感到自豪的是什么？你觉得自己最大的成就是什么？

你认为这项成就意味着你是什么样的人？

如果在你年轻时，你曾经觉得自己很糟糕（迟钝、愚蠢或尴尬），那是因为发生了什么？当时你觉得自己怎么样？当时你感觉如何？

你是如何看待失败或犯错的？失败或犯错会让你有什么感觉？你是否认为失败和错误是生命的一部分？你是否觉得自己对失败与犯错充满恐惧？

最让你感到不安的是什么特征、特性或行为？

如果在你年轻时，人们曾经评价你的某些方面"有问题""坏""消极"，或者认为你应该有所改变，他们都说了什么？你当时是什么感觉？

如今，你是否发现自己还在努力对这些方面做出改变？

　　在你的儿童时期，你的父母会理想化、高度评价和赞扬哪些特征、特性或行为？他们是否理想化了金钱或成功，工作伦理，好的物质条件，强大或不软弱，高成就或好成绩，以及自我牺牲或"大公无私"？

　　你理想化了哪些特点、特性或行为？你是如何努力达到这些理想化的标准的？

　　在你的成长过程中，你容易"适应"吗？你感觉同龄人或朋友能够接受你还是喜欢拒绝你？你当时感觉如何？你知道他们为什么会接受或拒绝你吗？

影子练习：见证活动中自己的影子

　　通过他人以及我们与他人的日常互动，我们可以看到自己的影子。当和朋友、家人以及陌生人在一起时，注意自己产生的想法，这将有助于我们发现从未见过的那部分自己。另外，当我们从社交媒体、电视或电影中获取信息时，也可以注意自己的想法。因为我们大多数人获取信息或与周围世界互动时都是无意识的，注意自己的想法将会给你的人生带来巨大改变。只有对这些经历进行有意识的反思，我们才能对这些经历的影响和意义有更深的察觉。

我们的所有行为都将带来情绪报偿。通常，我们的行为源于想要满足未被满足的需求。一般来说，这种动机是无意识的，我们并不知道自己为什么要这样做。在以下练习中，我们将努力对自己的无意识动机有所察觉。

我经常吸收的内容都是关于＿＿＿＿＿＿＿，我得到的情绪报偿是＿＿＿＿＿＿＿。

在我最亲密的关系中，我们连接的基础是＿＿＿＿＿，我得到的情绪报偿是＿＿＿＿＿＿＿。

当我在社交媒体上发帖时，我发布的内容通常关于＿＿＿＿＿＿＿，我得到的情绪报偿是＿＿＿＿＿＿＿。

孤单时，我通常会想到＿＿＿＿＿＿＿，我得到的情绪报偿是＿＿＿＿＿＿＿。

当我说某人坏话时，我通常会说＿＿＿＿＿＿＿＿，我得到的情绪报偿是＿＿＿＿＿＿＿。

现在，请看看你的答案。你可能会发现一个模式。你会感觉自己有道理、愤怒、道德高尚或"不如"别人吗？这些感觉没有一个是错误的或不好的，而是我们都会有的。

一旦我们不再评判自己，我们就可以更加友好地看待自己会这样做的原因。请在以下空行处回答：

我为什么会陷入这些模式？关于自己，我很难接受、很难喜爱以及很难承认的可能是什么？

_____

_____

实现完整性的冥想

突破限制

限制性信念是我们儿童时期从父母那里继承而来，并在整个成年时期得到实践的信念。限制性信念会让我们陷入困境，在我们没有察觉的情况下重复同样的问题。为了察觉我们的限制性信念，首先，让我们看看三种最常见的限制性信念。

三种限制性信念

1. **关于你是谁的限制性信念**：这些信念会让你感觉有些事情你做不到是因为你"有问题"。

2. **关于他人的限制性信念**：这些信念会给我们带来一种无力感。常见的关于他人的信念包括：人们总是会伤害我；没有人会爱我；我不能向别人求助。

3. **关于世界的限制性信念**：这些信念事关你周围的世界，事关你周围的世界将如何影响你实现自己的目标与抱负的能力。

限制性信念的清单

请看下列限制性信念清单，花时间思考一下哪个想法对你来说最常见：

—— 只有在照顾别人的时候，我才值得被爱。

—— 只有成就才算成功。

—— 人们总是伤害我。

—— 我无法决定自己的最终结局。

—— 我的自我价值是由我的成就大小决定的。

—— 我经常评判、批评自己，或认为自己不够好。

—— 我总是试图改变别人，即使他们不想改变。

——我无力改变自己的人生。

——我认为自己缺乏治愈自己或改变人生的能力。

既然你已经发现了自己的一些限制性信念，那么你一定想要开始抛弃这些信念。我们都会有一些限制性信念（通常有很多）。抛弃这些限制性信念的第一步是意识到我们的信念只是在实践中形成的想法，它们并不一定正确。在努力突破这些信念的限制时，我们不要因为这些信念而评判自己或努力说服自己去摆脱这些信念的束缚（这种做法实际上只会让这些信念愈发强烈）。

我们需要为新的信念表述赋能。通过为新的信念表述赋能，我们将形成新的信念，这些信念与我们一直以来与自己、他人以及周围世界分享的版本不同。在练习这些新的信念表述时，请注意以下两点：

1. 新的信念表述会承认有些事情是我们无法控制的。请记住，由于我们不能理解或可能永远无法理解的原因，我们对有些事情毫无控制。

2. 新的信念表述会承认另一些事情是我们能够控制的。在大多数情况下，总有一些事情是我们可以控制的，包括我们赋予自己的经历的意义，对自己的经历的反应或我们谈论自己的经历的方式。

带来力量的新的信念表述

从"限制性信念的清单"中选择一个你反复出现的限制性信念（或在见证自己的一个限制性信念之后），开始重新表述信念。

限制性信念：人们总是伤害我。

信念的根源或过去的经历：父亲对待我的方式。

带来力量的新的信念表述或我所能控制的事物：我对待自己的方式。

关于如何利用带来力量的新的表述，改变过去的限制性信念，以下有一些例子：

我曾经不能控制（我过去的经历以及信念的根源）；我现在可以控制（我现在能做的事）。

我曾经不能控制（父亲对待我的方式）；我现在可以控制（我对待自己的方式）。

我曾经不能控制（犯错后，我所产生的感觉）；我现在可以控制（犯错后，对自己友好一点）。

我曾经不能控制（在成长过程中，母亲如何谈论我的身体）；我现在可以控制（今天，我如何谈论自己的身体）。

现在，你要开始自己练习：

我曾经不能控制而现在可以控制＿＿＿＿＿＿＿＿＿＿＿。

我曾经不能控制而现在可以控制＿＿＿＿＿＿＿＿＿＿＿。

我曾经不能控制而现在可以控制＿＿＿＿＿＿＿＿＿＿＿。

我曾经不能控制＿＿＿＿＿＿＿＿＿＿＿＿，而现在可

以控制＿＿＿＿＿＿＿＿＿。

有偏见的大脑

你的生存与进化都得益于大脑习惯性地优先考虑周围的"负面"刺激。大脑能以最快的速度注意到并处理任何你周围出现的可能威胁，从而让你远离危险。这被称为消极偏见，它是人类大脑所共有的特性。我们戴着习惯于识别威胁的滤镜来观看世界。

小提示：使用第 152 页的"限制性信念的清单"来开始见证自己的限制性信念，探索限制性信念如何影响你的日常感知，从而让你的身体和大脑一直处于旧习惯之中。使用第 154 页"带来力量的新的信念表述"，练习新的、更有力量的想法，以改变自己的核心思维模式、核心信念以及由此产生的日常行为。

遇见你的情绪

情绪是我们与周围环境互动的主要方式。情绪是便于人类进化的信号，它能帮助我们识别周围环境中最重要的东西，从而确保我们的安全。情绪表现为生理感觉（比如，心率和呼吸模式的变化、肌肉紧绷状态、神经递质或激素的变化），这些生理感觉会帮助我们了解自己对当下的体验：我们所处的环境是否不安全？我们有尚未得到满足的需求吗？

情绪与身体反应有关，包括神经系统激活、神经递质与激素的产生与变化，而感受是对这些情绪反应有意识的体验。因为每时每刻的经历决定着我们的生存，所以大脑会以最快的速度解释我们周围发生的一切，以便当我们意识到自己的安全受到威胁时，可以立即采取行动。为了解释正在发生的事情，减少不确定性带来的不适感，大脑的潜意识会为我们所有的日常经历赋予意义。然后，大脑会利用这些意义来解释我们身体的生理变化（或者说情绪），从而产生不同的感受。

你的周围发生了什么?
周围环境带来的感官体验

+

你的身体有什么变化?
情绪或身体感觉（内感觉或内在感觉）

+

你的潜意识如何理解当下发生的事情
（外部世界以及你的内心）?
根据过去经验赋予现在经历的意义

=

感受

范例：

你的周围发生了什么?
我听见伴侣大喊大叫。

+

你的身体有什么变化?
我吓了一跳，感到心跳加速。

+

你的潜意识如何理解外部世界和你的内心当下发生的事情?
我的伴侣一定不开心，因为他在大喊大叫。

=

感受

害怕

你的周围发生了什么？

朋友没有回复我的信息。

＋

你的身体有什么变化？

我感觉自己的脸和身体变红发烫。

＋

你的潜意识如何理解外部世界和你的内心当下发生的

事情？

朋友一定在无视我。

＝

感受

受伤（也许是愤怒）

情绪的 90 秒原则

作为一种生理事件，情绪通常会持续大约一分半钟，并最终结束。当你感受到压力或开始情绪化，身体就会释放出皮质醇和其他激素。一旦压力消失，身体就会代谢掉这些激素，神经系统也会恢复到安宁与平稳的初始状态。实际上，身体想要尽快恢复到这种状态，但只有在大脑不构成阻碍的情况下，身体才能真的做到这一点，而很多人的大脑都会构成阻碍。一旦心烦意乱，许多人往往会花很多时间考虑自己的感受，身体中的应激反应就会持续下去。

　　小提示: 当你感到有压力或处于情绪激活状态时，首先观察自己的关注点在哪里。如果你发现自己因为这件烦心事而分心（这只会使你身体的情绪反应处于激活状态），那么从现在开始，练习将关注点重新集中在自己的呼吸上，让自己的身体安定下来。

你的情绪感受如何?

　　你的环境总是通过你的情绪或身体上的感觉体验与你交流的。当你走进一个房间时，如果里面有两个人刚刚在打架，或者气氛很紧张，你一进去就会知道。这种感觉并不总是能用语言表达出来的，但是你能立刻感受到它。通常，你也会注意到这种来自环境的同样的紧张感在你自己身体里的显现。我们的身体有一种感受房间里的即时能量的不可思议的方式。这种交流对我们十分有益，特别是当它提醒我们要更加注意可能的不安全环境时，就像当我们进入黑暗小巷时，会脊背发凉一样。对这些内感觉保持敏感是我们与内在指引或真我重建连接的重要一步。

虽然情绪是我们与世界互动的主要方式，但是实际上很多人对情绪是如何影响身体的并没有察觉。正如我们在第 1 堂课中所了解到的，你可能并没有与自己的身体建立连接，或者你的身体没有感到足够安全，所以你无法接受身体带给你的感觉。对于那些尚未与身体建立连接，或身体感到不安全的人来说，回到第 1 堂课的练习会帮助你们继续重建这一丧失的连接。

我们每个人体验情绪的方式都略有不同，因此熟悉自己的身体如何表达情绪十分重要。比如，欢乐 / 高兴、愤怒、悲伤、恐惧、厌恶以及惊讶等（这些都是人类的核心情绪）。尽管有些人可能会发现自己倾向于逃避或压抑某些情绪，但是体验全部类型的情绪是十分正常且健康的。表 3-6 详细解释了这些核心情绪传递的典型信息。

请花点时间，见证一下，当自己感受到以下任意一种核心情绪时，身体有何表现与感觉。

范例：

愤怒：我注意到自己的身体开始紧张，脸发烫，牙关紧闭。

悲伤：我注意到自己的身体能量变得沉重、低落，肩膀耷拉下来，很难笑得出来。

恐惧：我注意到自己的身体开始颤抖，心跳加快，呼吸急促。

欢乐 / 高兴：我注意到自己的身体能量开始变低，感觉自己很有活力 / 积极，很容易笑出来。

厌恶：我注意到自己的胃开始收紧，感到恶心，想吐，开始皱起鼻子。

惊讶：我注意到自己的身体能量开始增加，心跳加快，感觉机敏，眼睛睁大，下巴像要掉下来。

表 3-6　情绪交流

情绪	信息
愤怒	边界被越过或需求未满足。
悲伤	丧失。
恐惧	安全受到威胁。
欢乐 / 高兴	感到有兴趣、快乐、爽朗。
厌恶	厌恶（身体、精神 / 情感或道德上）受到的冒犯。
惊讶	出现意外或违反预期的事情。

探索你的情绪

愤怒

悲伤

恐惧

欢乐 / 高兴

厌恶

惊讶

当你产生了一些明显的感觉，却很难即时辨别你的感受时，请花点时间，完成以下对每种核心情绪的可视化练习：

- 找一个舒适且安全的地方，坐或躺几分钟。
- 让自己的身体在当下安顿下来。如果你觉得安全的话，也可以选择闭上眼睛，避免外界干扰，专注于自己内在的感觉世界。

- 开始回忆过去的一个场景、一件事或一段经历，或想象一个场景、一件事或一段经历，其中，你感到愤怒或可以想象自己感到愤怒。

- 当你感到愤怒时，花几分钟，客观地探索身体里的不同感觉。

- 如果你发现关于这件事或这种情绪的想法分散了自己的注意力（通过自我评判或试图解释或辩解自己的感受），请练习将自己的注意力转移到自己的身体以及身体的感觉上。

- 当你感到这次探索已经完成，就可以开始更多地将注意力返回到周围的空间。

- 花几分钟，注意你与愤怒的情绪体验相关的任何感觉。有些人可能也会注意这一可视化练习的总体感受。

- 请经常重温这一练习，继续探索与愤怒有关的感觉。对于刚与愤怒的情绪相连接的人，重温这一练习将特别有帮助，你可能会不断发现自己体验的多个侧面，同时也会接触到自己身体中尚存的受到压抑的情绪。

- 对于剩余的核心情绪：悲伤、恐惧、欢乐 / 高兴、厌恶与惊讶等，请重复这一练习。

情绪激活

2014 年，一项研究利用热图来观察身体的生理活动变化，发现了六种核心情绪的不同模式：

- **愤怒**：上半身和手臂有激活反应，有些人腿和脚也有激活反应。
- **悲伤**：胸部和头部有激活反应，手臂、腿和脚激活反应减少。
- **恐惧**：上半身有激活反应，手臂除外，有些人脚上也有激活反应。
- **欢乐 / 高兴**：全身有激活反应。
- **厌恶**：上半身和手臂有激活反应。
- **惊讶**：胸部和头部有激活反应，腿部激活反应减少。

你的情绪和感受在身体的不同部位有截然不同的表现，所以通过探索不同的感觉世界，培养你自己的内在感觉（也称为内感觉——后面还会更多提到！），这将为情绪韧性打下基础。

你与情绪的关系

我们识别以及应对自己情绪的方式，既取决于我们在童年的人际关系中他人应对我们情绪的方式，也取决于我们目睹的周围的人应对自己情绪的方式（这当然也会影响他人帮助我们应对自己情绪的方式）。

儿童时期，我们神经系统的反应以及相关情绪的身体表现都会让我们不知所措。由于大脑和神经系统天生喜爱与他人产生连接，因此我们会依赖他人帮助我们调节自己的身体和大脑，这一行为被称为共同调节。如果儿童时期，周围的人接受我们的情绪和感受，并能够在我们需要的时候帮助我们调节自己的情绪和感受，我们会感到足够安全，可以继续接受自己的情绪。如果父母对自己的情绪和感受不知所措，同时也不能接受（或关注到）我们的需求，我们就有可能变得麻木或关闭自己的一些（或所有）情绪与感受。

当婴儿或小孩摔倒受伤时，他们会立刻哭出来。对于刚刚发生的可怕事情，他们没有准备，因此他们在感到疼痛的同时，也体验着恐惧的情绪。哭声则是他们向母亲发出的信号：他们需要安慰。婴儿不能安抚自己的情绪；他们需要成年人来展示该如何安抚情绪。在许多家庭中，父母都不能持续为孩子安抚情绪。如果成长于这样的环境中，你可能很难了解自己的真实感受，或者不知道在苦恼时，该如何让自己冷静下来。通过学会理解、处理以及释放自己的情绪，你会更加自信地掌控自己的人生。

请花点时间，根据以下提示，思考自己从最早期的人际关系中接收到的不同童年信息。

儿童时期……

在家里，你们会直接表达情绪（包括"我爱你"）吗？

在家里，你觉得表达出自己所有（全部类型）的情绪是安全的吗？你会完全逃避某些情绪吗？如果是后者，那么你会逃避或无视的是哪些情绪？

当你沮丧／痛苦或需要支持时，有人在你身边吗？当你沮丧／痛苦或需要支持时，会感到孤独、羞愧或受到忽视／无人理会吗？

你是在何时何地学会阻止自己去感受自己的情绪的？你是否记得是从什么时候开始，你决定不再和别人谈论自己的感受？

你从自己的文化、宗教以及社群中接受了哪些关于情绪以及情绪表达的信息？你是否将某些（或所有）情绪标记成"好的"或"坏的"，"对的"或"错的"，"有道德的"或"无道德的"？

你是否觉得情绪是重要的？你觉得自己的情绪得到了接受和探索吗？还是觉得自己的情绪是一种烦恼、一项负担呢？

如果你出生在有兄弟姐妹或其他人的家庭，你们是如何处理家庭成员之间的冲突的？你觉得自己受到了兄弟姐妹／其他人的保护吗？还是感觉自己的痛苦无人理会、受到忽视？你伤害兄弟姐妹或其他人的行为，是否也无人理会、受到忽视？

在你儿童时期的家庭 / 人际关系中，你可以感受到他人的情绪吗？你在家里能看到全部类型的情绪吗？会完全逃避某些情绪吗？

当有家庭成员感到沮丧或需要帮助时，他们会公开表达自己的情绪（包括喜爱之情）吗？还是会因为某些或所有情绪而出现反应性行为（或虐待）、被羞辱或逃避行为？

你的家人是否会通过不停唠叨、过度担忧或解决问题来微观管理或试图控制彼此的情绪？

你的父母会使用物质（酒精、毒品、食物）来应对自己的情绪吗？

你的父母会通过压抑或忽视他们的情绪来"折磨"自己吗？

沮丧时，你看到家人对自己的情绪负责还是会把情绪归咎于自己当下的处境？你是否听到类似"是你让我这样做的！"或"如果你不……，我就不会大喊大叫！"之类的话？

在接下来的几天（或几周）里，请通过见证自己目前作为成年人的情绪，来探究这些早年经历带来的影响。

总体而言，目前你和自己的情绪之间是什么关系——你能感受到所有的核心情绪吗（欢乐／高兴、悲伤、恐惧、愤怒、惊讶以及厌恶）？你会羞愧于自己的某些或所有情绪吗？你会否认或压抑自己的某些或所有情绪吗？如果答案是肯定的，你羞愧、否认或压抑的分别是哪些情绪？

让你感觉最舒服的是哪些情绪？让你感觉最不舒服或最想逃避的是哪些情绪？

在你的人际关系中，情绪出现的频率高吗？你隔多久会讨论或分享一次自己的情绪？当人们（陌生人、朋友、家人或伴侣）询问你过得怎么样或感觉如何时，你通常会

怎样回应？

  关于你的情绪，你从别人那里得到了怎样的反馈？人们有没有评论过你有多爱笑或者你是否经常看起来心事重重、悲伤生气或压力很大？

  你觉得别人对你的情绪的理解正确吗？

你的内在感觉

  即使你对自己的情绪没有察觉或与自己的情绪分离，你的大脑也在利用情绪产生对环境的体验（或者你的感受／反应）。借助一种被称为内感觉的过程，大脑会扫描身体感觉以判断自己对周围环境的体验，也就是说，判断环境是否能满足自己的需要，保证你的安全。

  小提示：继续练习用"每日感觉日记"来与你的身体重建连接，这样你就可以更好地关注所有可能影响你当下体验的活跃情绪。

每日感觉日记

参考第 79-80 页的"有意识的身体暂停"练习，再次确认你的情绪。这么做可以帮助你在日常生活中增强对自己情绪体验的意识。如果你在识别自己的情绪方面需要帮助，请翻到第 280 页的"感受圆盘"。你越是清楚自己的真实感受，就越有力量，越能以不同的方式处理自己的情绪。

情绪确认：

当下我的身体有哪些感觉？

我正在做什么或思考什么（正在发生什么事件或有什么经历）？

我有哪些情绪或感受？

我的情绪应对日记

很多成年人处理情绪的方式还是和儿童时期一样。我们如果在年轻时没有学会用健康的方式处理情绪，就会在成年后继续沿用不健康的方式，比如，发脾气、疏远他人、脱离关系，或表现出被动攻击性的不当行为（如以不理不睬的方式惩罚对方）。我们也许对自己采取的这些处理方式有所察觉，但是由于应对机制是神经系统失调导致的根深蒂固的模式，我们会感觉控制不住自己。

首先，让我们通过观察自己如何应对压力或沮丧的场景，来见证自己的内在小孩的情绪应对方式。请参考表 3-7 中每个例子的相关提示，写出最近你在面对任何事情时的情绪反应。请尽可能地如实描述你当时的想法、感受与反应。在接下来的几周或几个月里，如果发生了类似的事情，也请记下你的经历以及你的想法、感受以及反应。

随着时间的推移，你会注意到自己在情绪激动的情况下所采取的应对方式的相似性。你越是在应激或苦恼时观察自己，就越能识别自我故事的主题，这些主题反映了你的内在小孩的应对机制。这个过程可能需要数周，也有可能持续数月。

表3-7 你在面对任何事情时的情绪反应

经历	想法	感受	反应
发生了什么？	你本能的想法是什么？	你本能的感受是什么？	你本能的反应是什么？
没有得到想要的职位。	这不公平。	委屈。	怪罪他人。
家务没做完。	伴侣不体谅人。	生气。	大喊大叫。
朋友说好要打来电话，但没有打来。	对朋友来说，我不重要。	伤心。	缩回去，生闷气。
与爱人之间有分歧。	这段关系可能会结束。	害怕。	有所戒备。
发生了什么？	你本能的想法是什么？	你本能的感受是什么？	你本能的反应是什么？

　　了解内在小孩的反应以及相关应对机制，将允许你在情绪激动时改变应对方式。对许多人而言，这意味着选择那些并非源于童年痛苦经历的，因此能更好地服务真我的应对方式。

我是如何应对创伤与失调的

　　正如你在第1堂课中所了解到的，创伤带来的长期影响会破坏我们处理和应对情绪的能力。以下详细介绍了很多人在儿童时期学会的处理情绪过度或创伤的常见方式。我们越是重复这些创伤反应，这些应对机制在我们成年后就会越发成为习惯。

逃避、压抑或否认：倾向于隐藏痛苦的想法与感受（如果我不谈论痛苦，痛苦就不会存在）。

理想化或幻想：倾向于夸大积极特征或经历（真实的或想象的），而不是承认客观现实。这就像在不停地做白日梦，梦想事情应该是什么样的或者你希望事情是什么样的，而不承认客观现实。

理智化或合理解释：倾向于通过思考或分析自己的经历来逃避感受（我可以通过思考，应对任何挑战，解决任何问题）。

投射或外化：倾向于假设他人思考或感受的内容，同时否认自己有相似的想法与感受。或倾向于把自己的想法与感受归咎于外部世界（是你让我有这种感受的）。

解离或麻木：倾向于将自己从痛苦的想法、感受与经历中分离出来。

物品使用或成瘾行为：倾向于依赖外部手段，比如食物或其他物品对不适的想法、感受以及经历进行自我调节。

奉承或取悦他人：倾向于只关注（或过分警惕）他人以及外部世界的需求。

请花点时间，使用以下提示，见证自己目前的情绪应对习惯：

多久一次以及在什么情况下，你会发现自己感觉麻木，或完全逃避自己的情绪 / 感受？多久一次以及在什么情况下，你会发现自己对自己的真实感受不讲实话（或加以贬低）？

多久一次以及在什么情况下，你会要求他人做出改变或停止他们在做的事情，以便让你感觉好点，因为你对自己的经历无能为力？

多久一次以及在什么情况下，你会因为自己的反应性行为而责怪他人（比如你会说："如果你没有做……，我也不会……""是你让我……的！"）？

多久一次以及在什么情况下，你会对他人不理不睬，刻薄冷漠地压抑爱意，或发表被动攻击性评论？

多久一次以及在什么情况下，你会通过服用药物来驱赶或否认自己的痛苦，让自己感觉好一些？

多久一次以及在什么情况下，你会专注于自己的工作或成就以赶走坏情绪，或让自己感觉好一些？

多久一次以及在什么情况下，你会发现自己正在试图通过解释来消除或合理化自己的感受？

多久一次以及在什么情况下，你会发现自己正在想象与现实不同的情况，以此来逃避对当下境遇的感受？

多久一次以及在什么情况下，你会发现自己在为别人的想法或感受担忧，而不是专注于自己的感受？

感受你的感觉

既然我们已经探讨了自己的习惯性应对方式，下面我们将要创造新的处理自己情绪的方式。当我们舒适、真实地感受自己的感觉时，就不太可能需要通过不当行为或分散注意力来逃避感受。

第一步：见证你的感觉

当我们能力有限时，就会依赖固有的应对策略，允许我们的内在小孩对刺激做出反应，这样我们就很容易被压力击垮。虽然这是一种非常正常的反应，但是我们的反应性行为往往与真我的需求和渴望不一致。

首先，我们需要不加评判地见证、接受以及欢迎自己当下的感受与反应。在这里，你需要练习保持客观、富有爱心以及对自己所有方面的友善态度。这将帮助你创造出与真我保持一致的现实。

压力的阶梯

身体一直在与我们进行交流。使用下面的工具，你可以通过学习以及关注自己身体线索的变化，了解身体的压力水平何时开始升级，以此开始练习第一步——见证你的感觉。随着时间的推移，坚持不懈地练习，这一新的意识将帮助你明白自己什么时候需要暂停，休息一下，回到安全状态。

如何利用这一工具：

- 熟悉下面的"压力的阶梯"范例。如果你愿意，可以在开始时使用该范例作为参考。你可能会发现自己与许多，甚至是所有"压力的阶梯"里的线索和它们在"压力的阶梯"上的位置都认同；也许，你会发现自己身体提供的线索并未包含其中。

- 全天观察自己以及自己的反应。注意在有压力以及压力激增时的身体感觉。你是在何种情况下感到压力大到身体开始难以承受的？随着压力的增加，压力是如何在你的身体上表现的？

- 开始将你的观察结果写在下面"我的压力阶梯"空白处或抄到笔记本上。请记住，随着练习的增加，自我见证会越来越容易。当你开始并且持续练习时，注意善待自己。可以参考范例来获得更多指导。

"压力的阶梯"范例

10 = 对周围的人大喊大叫。

9 = 双手握拳，开始踱步。

8 = 眯起眼睛，开始愁眉苦脸。

7 = 肩膀与下巴开始变得紧张。

6 = 脸开始刺痛、变红。

5 = 呼吸开始变得急促、粗重。

4 = 掌心开始出汗。

3 = 心跳开始加速。

2 = 胃开始翻来覆去，拧成一团。

1 = 毫无压力。冷静，放松，甚至还会打哈欠。

我的压力阶梯

10=_____

9=_____

8=_____

7=_____

6=_____

5=_____

4=_____

3=_____

2=_____

1=_____

第二步：接受和欢迎自己的感觉

学会接受和欢迎自己的感觉是一个强大的转变。如果我们因为哭泣而被骂，生气时受到惩罚，或被别人说太过敏感，我们就会与这些情绪完全分离，以此来适应环境。

无论我们感觉到什么，无论我们在何时有这些感觉，现在我们要学会允许这些感觉的发生。为了帮助你接受以及欢迎自己的感觉，我们将开始练习改变自己的语言，或者重新表述我们的经历。很多人会说类似于"我很难过"或"我很生气"之类的话，这就让这一种感觉或情绪成为我们全部的体验。之后，我们就会被困在过去的感觉、应对策略以及反应性里。

相反，请在一整天里观察自己以及自己的情绪反应。持续更新你的感觉列表，并借助下列表述写下自己的感觉。你可以使用下列表述的空白处或将这些提示抄到笔记本上：

1. **转换你的语言。**从"我很＿＿＿＿＿"转变到"一部分的我感到＿＿＿＿＿"。

   这有助于强化我们不是我们的情绪这一事实。我们是体验情绪的存在。

   比如："我很<u>伤心</u>"变成"一部分的我感到很<u>伤心</u>"。

2. **欢迎你的感觉**。通过重复下面的话，大声说出你的感觉，在日记本上写下你的感觉，练习欢迎并接受这种感觉：

"我欢迎自己当下见证 / 体验到的＿＿＿＿感觉。"

比如："我欢迎自己当下见证 / 体验到的<u>挫败感</u>。"

每次练习时，对自己重复下列语句："我不是这种情绪本身，只是一部分的我有这种情绪。"

该练习会给你提供机会，去展现你明智的内在父母。你明智的内在父母会接受你的所有感觉，给现在以及未来的你带来力量和呵护。

在情绪的风暴中站立

正如你们很多人已经了解到的，情绪是一种本能的工具，可以为我们的日常生活提供指导。与自己的情绪建立成熟的关系意味着我们能够与这些内在的信使建立连接。这样一来，当我们选择如何应对当下时，就可以将情绪因素考虑进来。为了做到情绪成熟，一个重要习惯是培养平静的心态，也就是在激烈的情绪中，也能够保持冷静和沉着的能力。这个练习培养我们与自己的情绪在一起，而不为情绪所害（允许情绪

压垮或伤害自己的身体／大脑）或对情绪做出反应（允
许情绪决定自己的选择）的能力。

　　小提示：请使用前面的练习，通过提高面对压力
的韧性，开始与你的情绪建立一种新的、平和的关系，
从而能够与这些内在信号安全地建立连接。

情绪韧性

　　韧性是从压力巨大的经历中恢复的能力。生活会在
我们的人生之路上设置许多我们无法控制的障碍。学会
如何培养韧性，让自己能够更加优雅与包容地面对挑战，
这显然对我们每个人都有益。

　　我们这些有过难以承受的经历或经历过创伤的人，通
常容纳之窗⊖（window of tolerance）会十分窄小。因为我
们不堪重负，同时个人能力不够，所以身体警报系统就可
能会进入过度警惕的自我保护状态。在这种情况下，我
们就很容易爆发情绪，感到无力应对。尽管这种状态经

　　⊖　由洛杉矶加州大学医学院的精神医学临床教授丹尼尔·席格（Dan Siegel）
　　　　于 1999 年提出的概念，指的是一个人的最佳唤醒区域，一个人能够在其
　　　　间健康地处理强烈的情绪唤醒，从而最有效地运作和管理日常压力。

历起来很痛苦，但它其实是身体自我保护的一种方式。

　　未解决的创伤会让我们的神经系统把几乎所有的事物都视作威胁，做出过度反应。当然，感到不舒服与真正面临生死攸关的威胁还是存在区别的，我们要教会身体识别两者的不同。为了能够不断进化，我们必须学会面对不适的感觉。不适会让人成长。我们越是能够学会处理生活带给我们的一切，就会变得越自信，越感到安全与自在。

　　接下来的练习将向你展示如何扩大自己的容纳之窗，同时让你的身体明白，不适并不一定意味着危险。

你的身体会让你一直感到压力吗？

　　从出生起，我们的神经系统就喜爱与他人以及周围环境连接。当我们在一个不安全的（身体或情感）环境中长大时，我们的神经系统就会专注于自我保护与生存，而不是连接与联系，这会影响我们对周围世界的开放程度。

　　在我们的身体获得安全感之前，压力重重的身体与大脑会使我们陷入神经系统激活的循环，脱离真我以及周围的世界。由于身体和大脑互相连接，彼此不断交流，因此身体的压力总会导致大脑的压力，使大脑充满飞驰的思绪和种种焦虑、恐惧或引起恐慌的想法。简单来说，我们身体的神经系统状态决定了我们在大脑中对自己讲述的故事。

当身体压力大时，身体就会给大脑发出自己不安全的信号。之后，大脑就会通过扫描内部环境（你开始产生压力重重的想法）与外部环境（你高度警惕周围的世界）回应该信号。如果你的身体能量焦躁不安，或神经系统压力过大，大脑就会飞速转动，充斥着关于过去或未来的压力重重的想法。

请参考以下神经系统激活的迹象，在接下来的几天（或几周）里，开始见证你的身体对压力的反应。身体的姿势以及能量流动是神经系统状态的产物；仔细思考这一状态如何影响了你当下的注意力（或意象）以及经历。

战斗

- 昂首挺胸
- 肌肉绷紧，语速加快，声音变大
- 烦躁不安或痉挛性动作

逃跑

- 身体收缩（让自己看起来更小一些）、蜷缩身体或弯腰驼背
- 躲在幕后或偷偷溜走
- 声音降低
- 眼神涣散

冻结 / 麻木

- 头低垂
- 弯腰驼背或肩膀耷拉
- 回避眼神交流

讨好

- 与身体和感觉相分离
- 眼睛持续扫描外部环境以寻找可能存在的威胁

这些神经系统的不同应激反应在我们的身体里分别是什么感觉？以下是供我们在不同情况下辨认的一些常见迹象：

神经系统战斗反应激活状态：

神经系统逃跑反应激活状态：

神经系统冻结 / 麻木反应激活状态：

神经系统讨好反应激活状态：

我的身体是否有太多（高度警惕或反应性的）能量？我是否需要（通过打扫卫生、走路、运动）来消耗一些体力，平复思绪？

我的身体是否能量太少（太低或麻木）？我的身体是否能从一些激活能量的活动（跳舞、跳跃、站在寒冷的室外）中获益？

我的身体是否能量耗尽？我的身体是否需要休息、恢复体力（躺在沙发上看书，打盹，洗个热水澡)?

我的条件作用下的肌肉或姿势是否在向大脑发出恐惧或威胁的信号，使战斗、逃跑或冻结 / 麻木反应一直处于激活状态，而我的身体无法感到安全或无法休息？我是否需要改变姿势，站得更直，放松肩膀，以此向身体传递安全的信号？

遇见情绪成瘾

神经系统激活的循环会驱动我们的叙事，推动我们的行为以及自主反应。正如第 56 页所讨论的，在我们经历压力过大的事件后，神经系统就有可能陷入一种固定的应激反应，再也无法回到安全或平衡的状态。

与此同时，身体对压力的化学反应——包括释放某些神经递质或激素——给我们的身体带来可以感受到的压力体验。应激激素如皮质醇、肾上腺素的飙升会让人产生了强烈感觉。当身体习惯了应激反应后，我们就会无意识地开始寻求这种内部的生化快感。我们有些人在带来依恋创伤的家庭中长大（家中有许多混乱、不可预测的关系或人际关系不安全），往往就会陷入情绪成瘾的循环。大脑会在潜意识中寻求机会，使我们的身体应激反应保持激活。身体应激反应没有激活时，我们就会感到无聊倦怠、缺乏动力、无所事事、需要刺激。这就是为什么许多人会为戏剧性事件、不可预测的关系或令肾上腺素飙升的娱乐活动所吸引。尽管这些情绪成瘾的循环让人感觉不好，会给我们不断带来压力，但是我们至少会有一些感觉——对于我们当中许多人来说，这可能是我们唯一有感觉的时刻。与此同时，由于我们的反应不是来自有意识的察觉，而是基于我们的过去，所以伴随情绪成瘾的循环，我们总是会产生很强烈的羞耻感，如图 3-1 所示。

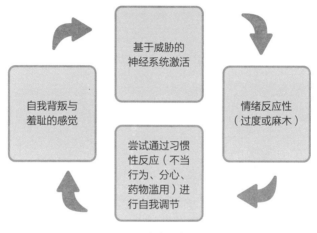

图 3-1　情绪成瘾的循环

情绪成瘾的循环

为了打破这种既渴望情感经历又与情感经历相分离的循环，我们必须努力重新连接自己的神经系统。刚开始进行以下练习时，你可能会感到无聊或想做些别的事情，这都很正常。你的身体里可能也会有强烈的想法与感觉。这些感觉是一直存在的，明白这一点对你有好处：我们只是习惯性地不去注意这些感觉罢了。通过练习，你的身体将学会如何适应没有持续应激刺激的生活。

重新连接你的神经系统

正如你所了解的，在一天中的每一时刻，你的神经系统都在对你的外部环境以及内部环境做出反应，这种反应发生于你有意识的察觉之外（通过内感觉以及神经觉这两个过程）。当我们目前的经历与过去不安全或情绪过度的经历相似时，我们的应激反应就会激活。通常此类相似经历可视为触发器，也就是激活战斗 / 逃跑或麻木 / 讨好反应的威胁信号。

请参看表 3-8 中的各种触发器，在接下来的几天（或几周）里，花点时间见证和探索哪些类型的经历会激发你神经系统的应激反应。一旦你更好地了解了自己的触发器，可以考虑如何以不同的方式处理这些触发器。

与时间相关的触发器

- 特定日期或周年纪念日、特定假期、一天中的特定时刻、特定季节、日子或月份。

与环境相关的触发器

- 特定地点、特定地点类型（拥挤或孤独的），特定地理位置、天气情况或其他环境因素。

内部触发器

- 身体感受到的感觉、情绪或想法。

感觉触发器

- 特定气味、味道、风景、声音以及感觉。

关系或人际触发器

- 感到愤怒、被否定、被批评、被评判或拒绝、指责或做错事、不诚实或遭到背叛；
- 感到不被看见、不被听到或被误解；
- 感到被需要（感到直接或间接地被迫提供支持或救助他人 / 解决困难 / 问题）；
- 感到需要获得他人的认可或同意；
- 感到退缩或被抛弃、孤独、分离；
- 感到拖延、"懒惰"、无能或"混乱"；
- 困难或过度的情绪；
- 面对外部环境感到无助或无能为力。

表 3-8　识别你的触发器

	（与时间、环境、内心、感觉和关系相关的）触发器	我试图让自己感到安全的习惯性方式
交感神经 **战或逃反应** 我感到不安全，正试图对抗或逃离威胁。	同事批评我做的工作。	我回复了同事一句讽刺的话。
副交感神经 **冻结或解离反应** 我感到不安全，正在变得麻木。	同事批评我做的工作。	我的思想开了小差，开始脱离现实，对正在发生的事情变得麻木。

（续）

	（与时间、环境、内心、感觉和关系相关的）触发器	我试图让自己感到安全的习惯性方式
交感神经与副交感神经融合的讨好反应 　　我感到不安全，正试图完全避免这种威胁。	同事批评我做的工作。	我为自己的错误深表歉意，并请求能保住工作。
交感神经 战或逃反应 　　我感到不安全，正试图对抗或逃离威胁。		
副交感神经 冻结或解离反应 　　我感到不安全，正在变得麻木。		
交感神经与副交感神经融合的讨好反应 　　我感到不安全，正试图完全避免这种威胁。		

重新连接大脑和身体，获得安全感

正如我们此前所讨论过的，迷走神经对帮助身体从压力状态恢复到平静状态起着重要作用。好消息是，我们可以影响迷走神经的状态，从而帮助身体从压力大或者情绪化的状态中恢复平静。某些经历会自然而然地促使迷走神经为身体提供安全线索，通过敏感领悟或创造这些经历（或这些经历的某些方面），我们就能做到这一点。这些安全线索也被称为反触发器，这是一个由史蒂芬·伯格斯博士提出的概念。

请看以下反触发器，在接下来的几天（或几周）里，带着下列问题，识别能帮助你获得舒适与安全感的不同线索：

- 自然的反触发器：阳光、微风、天空、雨水、大地、树木、植物、花朵和动物。

- 环境的反触发器：家庭／工作场所／建筑，色味俱佳的食物、艺术装饰、令皮肤舒适的织物、家具的暖心设计、舒适的现代床垫、一摞书和音乐。

关系

- **自我调节**：有意识的均匀深呼吸，令人平静或重复性的动作，安心定神练习。

- **与他人共同调节**：善意的凝视、微笑／眼神发光、歪着头、致谢、请求得到回应、拥抱宠物。

会让我获得安全感和与人连接之感的是哪些人、地点、感受、气味与感觉？

- -

- -

这些线索激活了我身体里的什么感觉与感受?

　　既然你已经开始识别能帮助你获取安全感的事物,那么现在让我们重温以下练习,提醒自己当神经系统激活时,该如何进行调节。

拓宽你的容纳之窗

　　情绪韧性一词指的是应对以及适应压力的能力。我们可以通过和缓地对自己的神经系统施压,然后再帮助其恢复到安全状态这一过程来拓宽自己的容纳之窗。

　　当我们选择做一些令自己不舒服的事情时,我们就给自己提供了一个机会,教会身体(与大脑)如何承受压力。具体说来,建立情绪韧性依赖于使用呼吸来使处于激活状态的神经系统平静下来,以及利用专注的力量将注意力从不舒服的想法与杂念中转移出去。

应对各种小应激源将有助于你拓宽自己的容纳之窗。下面，你将会看到关于如何应对小应激源的建议清单。在进行以下练习之前，请确保所处的环境让你感到足够安全。你可以在自己的房间里单独做这些练习，也可以和完全信任的人或小组一起做这些练习。

循序渐进至关重要，这样身体才不会一下子难以承受。你可能仍会注意到一些强烈的感觉与想法。在发生这种情况时，请深呼吸，并有意识地向身体传递"我很安全"这一信息。这将训练你的大脑与激活的神经系统之间建立不同的关系，同时你也能在将来更好地控制自己应对应激源的方法（如表 3-9）。

表 3-9　神经系统激活时不同的调节方式

	安全的信号（我很安全的迹象）	独处的方式（自我调节）	与他人相处的方式（共同调节）
副交感神经反应我很安全且与他人连接。	身体接触给我安慰。	我可以拥抱自己，也可以拥抱宠物。	我可以拥抱朋友。

（续）

	（与时间、环境、内心、感觉和关系相关的）触发器	我试图让自己感到安全的习惯性方式	自我调节的方法	与他人共同调节的方法
交感神经战或逃反应 我感到不安全，正试图对抗或逃离威胁。	同事批评我做的工作。	我回复了同事一句讽刺的话。	我可以做五次腹式深呼吸。	我可以向其他同事寻求帮助。
副交感神经冻结或解离反应 我感到不安全，正在变得麻木。	同事批评我做的工作。	我的思想开了小差，开始脱离现实，对正在发生的事情变得麻木。	我可以迈着轻快的步伐去趟洗手间。	我可以邀请伴侣或朋友一起随着令人振奋的音乐跳舞。
交感神经与副交感神经融合讨好反应 我感到不安全，并试图完全避免这种威胁。	同事批评我做的工作。	我为自己的错误深表歉意，并请求能保住工作。	我可以退出与同事的互动，花几分钟在洗手间记录发生的事情。	我可以给一位朋友发短信，问问能否和他聊几分钟。

与你的迷走神经交朋友！

在经历应激性事件之后，迷走神经会激活神经系统的镇定反应，从而在增强情绪韧性方面发挥重要作用。

> **小提示：**为了提高身体容忍压力的能力，你可以通过以下练习，不断激活或刺激迷走神经：
>
> - 从腹部向上，缓慢深呼吸（试着每分钟大约呼吸六次）。
> - 呼气时间长于吸气时间。
> - 大声漱口或放声歌唱。
> - 笑（对，就是这样！）。

冷疗法

所需材料：一只大碗、水和冰。

具体做法：在碗中加入等量的冰和水，将双手浸泡碗中 10 秒。接下来，再做一遍，双手浸泡碗中 30 秒，向身体传递平静的信息，感受与身体相连的感觉。每天练习，坚持一周，注意身体对寒冷的反应有何改变。

拉伸运动

所需材料：一个垫子或一条毯子。

具体做法：坐在垫子上，双腿前伸。手臂举过头顶后尝试触摸脚趾。在不感到痛苦或恐慌的前提下，上身前屈到最大程度。这一拉伸运动意在让你感觉不舒服，但又不会超出你有意识的忍受力的范围。呼吸 30 秒到 1 分钟。每天练习，注意身体对压力的反应有何改变。

与同伴分享

所需人物：一个让你感觉非常舒服的朋友或伴侣。

具体做法：对一个你信任的人说，你想和他谈谈你自己的事，问他是否方便。接下来，和他说说你一直以来的想法、感受或梦想。你可能会觉得尴尬或不舒服（特别是如果你小时候不为人所注意，也没有得到倾听），也可能会注意到自己变得紧张，声音发紧，不过没关系，只管说。然后做几次深呼吸，注意自己的感受。

写给未来自己的日记

为了能够开始从真我出发做选择，重要的是要在真实的你与你长期以来的反应性习惯之间创造一些距离。你可以从第 3 堂课中选择一个话题（自我、影子、内在小孩等），这个话题反映了你最想改变的那些模式，你从这里开始培养一个新习惯，让这个新习惯更好地满足你的情绪需求。

请完成以下每日日志提示（或创建一个类似的提示），帮助自己履行养成新习惯的承诺。提醒一句，我们每个人将意向转变为新习惯所需要的时间都不同。

今天我平静而心安神定地存在于当下。

我很感激能有机会再次做平静与心安神定的练习。

这方面的改变让我感觉对自己的日常选择和反应有了更多掌控。

今天我的练习是我把注意力集中在自己的呼吸上，以便暂停下来，在我与我的情绪之间创造空间，从而可以做出有意识的新选择。

今天我＿＿＿＿＿＿＿＿＿＿＿＿＿＿＿＿＿＿＿＿＿。

我很感激＿＿＿＿＿＿＿＿＿＿＿＿＿＿＿＿＿＿＿。

这方面的改变让我感觉＿＿＿＿＿＿＿＿＿＿＿＿＿。

今天我的练习是＿＿＿＿＿＿＿＿＿＿＿＿＿＿＿＿。

祝贺你取得的进步！愿意看到自己这么多不同的方面是需要勇气的。既然你已经完成了这堂课的练习，那么你也一定做好了准备，开始去迎接真我。

在完成第 3 堂课的练习以后，你将学会：

理解并转变你的核心信念；

重塑你的内在小孩；

结束情绪成瘾的循环；

踏上重新连接你的神经系统的旅程。

第 4 堂课
遇见真我

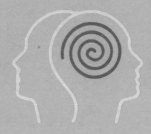

你究竟是谁

在第 4 堂课，你将了解：

你的真我究竟是什么？

为什么了解你的价值观很重要？

边界将如何改善我们的关系和生活？

为什么自我同情是建立与自己的健康关系的关键？

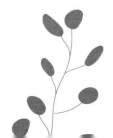

　　每个人出生时都有一个真我，我们称之为灵魂、精神、意识或本质的部分。我们的真我是明智包容、富有同情心和爱心的。虽然我们在出生时都与真我相连，但由于我们一起探讨过的各种不同原因，随着时间的推移，我们往往会与真我分离。因为父母对我们的行为采取奖励（或接受）或惩罚（或拒绝）的不同态度，所以我们大多数人都会在条件作用的影响下学会以特定的方式行事。

　　当我们不断听到"你让我的生活如此艰难"或"我希望你更像你姐姐"这样的话时，我们会相信自己在某些方面是不够好的。为了适应环境，我们努力成为更好的自己，以便更有可能从对我们的生存最重要的人那里得到爱或接纳。我们不是听从真我的直觉声音，去做对我们每个人来说真正"正确"的事，而是学着寻求外在的认可。虽然从他人那里寻求认可是很自然的，但是当我们以牺牲自己的需求、欲望和真相为代价而这样做时，我们会变得与自己和周围的世界相分离。

很多年来，我都与自己处于分离状态。在我 30 多岁的时候，我突然发现自己筋疲力尽，充满困惑，不知道自己为什么高兴不起来。有一天，我醒来，不知道我究竟在过谁的生活，并开始对自己说："这不是生活应该有的样子。"事实上，它不是。而且，我仍然在旅程中，想要遇见真我，了解我究竟是谁。这令人兴奋，因为可能你们中的许多人也会渴望遇见真我。虽然你可能想全速进入真我状态，但重要的是要明白，发现真我是一段旅程。你可以把这个过程想象成剥洋葱。我们的条件作用（或我们继承而来的想法、信念和行为等）都存在于内心。我们没有办法"破解"或加速这个过程，也不会想要这样做。拨开这些洋葱皮的过程是生命中最有价值的过程之一。有些人甚至认为，这就是我们生命的真正目的：发现我们究竟是谁，让我们的生命成为我们内在真相的美丽生动的表达。

真我"感觉"如何

闭上眼睛，想想上一次你完全沉浸在自己所做的事情中是什么时候。你可能与朋友进行了一次精彩的对话，你可能画了一幅画或创造了一件对你有意义的事物，学习了你热爱的新东西，或者只是享受了轻松自在的一天。这被称为"心流状态"，它是我们只有在做真我时才能拥有的一种体验。当我们处于心流状态时，我们会完全忘记时间（我们通常称之为沉迷于某事），全神贯注、思想放松地享受当下。我们不会被自己应该做什么的想法所干扰，也不会纠结于过去已经发生的事情或担忧未来可能发生的事情。我们只是在做自己，而不会用力过猛、急于求成、害怕失控。

当我们处于这种"做自己"的状态时，我们是开放的，并能体验真正的现实。事实是，尽管现代科学十分发达，我们可以获得大量信息，但在人类的身体、大脑和生存体验中，仍有许多固有的现实或神秘之物，是我们根本无法（可能也永远无法）理解的。

这些无法用语言表达的神秘体验或精神性体验会激发我们的敬畏之心。敬畏是我们的真我所体验的一种状态，它是无法计算、衡量或量化的。当你欣赏到令人惊叹的日落，或者看到一些深深触动你的事物，以至于停下脚步时，你可能体验过敬畏。敬畏的体验使我们每个人都可以和自然的万有意识相连接。我们的恐惧、信念和条件作用常常阻碍了我们对生活的这些方面的欣赏，因为我们一直沉迷在自己的想法、感觉和情绪中。我们的真我与万事万物和所有人互相连接，并对生命的所有方面、对我们所学到的一切以及对宏大的宇宙秩序抱有深深的感激。

现在你明白了真我是什么感觉，是时候让自己和它连接起来了。

遇见真我

在静坐、沉默和独处中发现你是谁

真我是你独特的指纹或签名，它富有能量，创造了你所有的生命体验并使之充满活力。简单地说，真我是你自然而然的存在方式，它通过直觉给你指引。你可能会想起与"真我"相连接的经历；那些当你感到完全平静、为人接受或成为比自己更大的事物的一部分时的瞬间。

直觉的声音往往根本不是一种声音，而是一组不同的感觉，这些感觉更多是来自身体而不是大脑。有些人将直觉的声音描述为一种对潜意识的影响，一个获得内在认识的时刻，一种无法解释的直觉，一个出乎意料的内在声音，或者一声心灵的温柔低语。大多数人无法注意到这些内在的信号，因为我们的注意力被思考着的大脑所占据，我们很少花时间去发现自己的身体所发出的各种信息。要真正听到真我的声音，你需要创造用来倾听的时间和空间。

虽然我们的直觉在一天中无时无刻不在对我们说话，但练习在没有外部世界的无尽干扰下适应直觉的声音还是有帮助的。除了受过创伤的经历和身体缺乏基础的安全感等原因外（正如我们在第 1 堂课和第 2 堂课所讨论的那样），我们中的许多人都在条件作用的影响下，失去了花哪怕一点时间在沉默或独处中真正与我们的直觉重建连接的能力。

下面的问题可以帮助你识别过去的条件作用，这些条件作用可能正在阻止你利用自己的直觉。认识到这些障碍，我们就可以努力克服这些障碍。

有多少次以及在什么情况下，你会发现自己对静坐或放松下来感到恐惧或担心？让你感到恐惧或担心的是什么？

有多少次以及在什么情况下，你会发现自己对失去控制感到恐惧或担心？让你感到恐惧或担心的是什么？

有多少次以及在什么情况下，你会发现自己对放松警惕感到恐惧或担心？让你感到恐惧或担心的是什么？

在你的成长过程中，你的家中有多少次会有静止、沉默或闲暇的片刻？你是如何度过闲暇的？你感觉如何？

你从父母或其他关系密切的人（包括老师、同学和同龄人）那里听到过哪些关于静止、沉默或闲暇意味着什么以及应该如何度过闲暇的信念，如果你曾经听到过这样的信念的话？你周围的成年人是否说过，闲暇时保持静止或安静是"懒惰"的行为？你是否曾因静止、沉默或度过闲暇的方式而遇到麻烦？

现在闲暇对你意味着什么？

你是如何度过闲暇时间的?

有多少次以及在什么情况下，你会发现自己对如何度过闲暇时间感到担忧或矛盾?

在你静止或沉默的片刻，你的注意力通常放在哪里?你是否能全神贯注于静止和沉默?你是否在思考或担心过去的经历或未来的事情?

你是否很难静坐?

静止和沉默会让人感到不舒服。很多人可能会发现，保持静止而不变得不知所措或麻木是很难的。为了使我们的身体在静止时感到安全，必须激活迷走神经的背侧通路和腹侧通路，前者有助于提高我们静坐或停止活动（甚至停止思考）的能力，后者通过内化的连接感为这种静止状态增加安全感。你已经在第 56-61 页了解了这两条通路，它们共同作用，使我们可以承受人际关系中的亲密时刻和所有需要静止的社交行为。

小提示：如果你发现自己很难保持静止或沉默，很可能你的神经系统是失调的，这导致你的身体在静止或沉默时仍然感到不安全。请继续使用第 69-72 页和第 188-195 页的神经系统调节工具，拓宽你的容纳之窗，找回安全感。

探索你与沉默的关系

现在，是时候仔细考察你与静止或沉默的关系了。请记住，培养保持沉默和静止的能力将使你能够与真我相连。在接下来的几天（或几周）里，开始见证以下情况：

你是如何度过自己的独处时间（或闲暇时间）的？

你是否注意到自己在回避沉默，或总是想要分心或关

注背景？

当你独处或沉默的时候，你的注意力放在哪里？你通常会陷入沉思，还是默默地全神贯注于真我？

当你独处或沉默时，你的身体有何感受？你有哪些感觉？

沉默的存在挑战赛

正如你们中的许多人可能已经注意到的那样，你可能没有在静默的独处上花很多时间。请试着开始在你的一天中加入更多默默存在的时刻。即使在洗碗或洗衣服的时候，你也可以这样做，只需要独自安静下来。使用你在第14-21页的意识培养练习中所学到的技能来完全安心定神于自己的存在。

寻找你的心灵空间

学习如何持续地将你的注意力从思考着的大脑转移到你的肉身上来，这将有助于你与存在于自己心灵空间的真我的声音或者说你的直觉重新连接起来。你的心脏是身体中最强大的器官，它不断向你周围的人和环境发出能量信号。

你的心脏也在不断地与你的大脑交流，两者不断互相影响着对方功能的发挥。心脑合一[⊖]（heart-brain coherence）现在得到了广泛研究，它是心律和大脑活动之间的统一和整合模式。这一模式对我们的精神和情绪健康、注意力、情绪稳定、韧性以及身体健康有着强大的影响。它影响我们的心率、免疫系统、睡眠质量和整体能量水平。

当你的心脏和大脑处于合一状态时，你就能够与自己的内在认知和周围世界连接起来。因为你的心经常借助恐惧、受拘束、安全或扩张的感觉与你交流，所以通过以下训练与这种心脏知觉重新连接起来将是很有帮助的。

提升心脏知觉的训练

提升心脏知觉的呼吸练习。拉长你的呼气时间能激

⊖　一种心脑共同高效运作的状态，其中心脏的电活动与脑电波同步。

活你的副交感神经，让身体放松下来，减慢你的心率，创造身体所需的安全感，帮助你与自己的心脏空间重新连接。

提升心脏知觉的情绪释放

练习识别和释放储存在你身体里的所有情绪，比如焦虑、悲伤和愤怒等（见第 3 堂课的"情绪韧性"练习）。

你可以通过可视化方法或实时地练习爱、关怀和同情等情绪，以帮助恢复神经系统的平衡，培养平稳和谐、协调一致的心律。

提升心脏知觉的可视化练习

找一个安全宁静的地方，花几分钟让自己的意识与心相连。

把你的注意力放到自己的呼吸上，做两到三次深呼吸，拉长你的呼气时间，把全部注意力放到每一口深呼吸上。

开始把你的注意力集中在心脏区域。想象你的气息在自己的心脏或胸腔区域进出，比平时呼吸得慢一点，深一点。

- 开始培养自己对生活中的某人或某物（比如，你的宠物、妈妈或舒适的床）心存欣赏、感激、关怀或爱的感觉。注意：如果目前无法做到这一点，也没关系；继续练习，想象你的生命之气从胸腔区域进出。尽可能频繁地做这个练习，想做多久就做多久。

挖掘你心—脑的惊人智慧

你的心脏不断向周围环境发送电磁信息，也不断接收来自环境的电磁信息。令人惊讶的是，你的心脏甚至可以接收来自遥远异地或未来时间的信息。是的，你没有看错，你的心脏可以接收来自未来的信息！美国研究心的智慧和心脑合一的非营利组织心脏数理研究所在心—脑连接研究领域处于领先地位，它进行了多项测量生理指标（心率、血压等）的实验。实验发现重要证据，表明在看到随机选择的、旨在引起消极或平静的情绪反应的图片之前，参与者的自主神经系统就已经对这些图片做出回应。这一证据显示，参与者的心脏和大脑似乎在电脑随机选择图片之前（平均提前 4.8 秒）就已经表示接收到关于这些图片的情绪质量的信息并做出回应，就像他们在对未来事件做出回应一样。这项惊人的研究为心脏与宇宙的量子连接或者说能量连接提供了令人信服的证据。

小提示：练习上面的提升心脏知觉训练，与你的心脏，即你最强大的信使和直觉来源重新连接。

做自己：表达自己

你在世界上是独一无二的。你的外表、动作、举止、行为、想法和选择都是你灵魂表达的延伸，这些方面都为你更充分地表达真我提供了机会。

让我们把自我灵魂表达的这些方面分成两类。

你如何在肉身中生活

- 你的发型或头饰 / 头巾。
- 你的素颜或使用的化妆品（油漆、闪粉、宝石等）。
- 你的纹身、穿孔或身体艺术。
- 你的着装或穿戴。

你如何赋予自己的生活外在形式

你如何表达自己的想法和感觉

- 用艺术的方式来传达你的想法和感觉（比如，日记、涂鸦、摄影、诗歌、绘画、素描、音乐、舞蹈等）。
- 通过说话来表达你的想法和感觉（比如，你选择的语言；你说话抑扬顿挫的语调等）。

你如何在自己的世界里生活和创造

- 烹饪或创新你的菜谱。

- 安排你的空间或环境（比如，你如何装饰房间；你如何排列组合家具、柜子、空间等）。

你越是了解真正的真我（就像你在整个旅程中所做的那样），你就越能做出自己的选择，并赋予自己的选择以外在形式，表达和庆祝你自己，一个美好而独特的存在。

自我表达挑战赛

挑战自己，让你最真实的自我表达方式获得生命。请花点时间，思考以下提示，写下你的答案：

肉身

你一直想对自己的外表做些什么？

生活的外在形式

为了表达你的想法和感受，你一直想做或者尝试的事情是什么（比如，绘画、舞蹈、写作）？

为了展现你如何在自己的世界中生活和创造（比如，装

饰或设计你的住所/家），你一直想做或尝试的事情是什么？

一旦你确认了一些可能的自我表达方式，接下来的任务就是走出去，把这些自我表达方式变成现实！注意当你的外在表达方式与你的内在真我开始一致时自己的感受。

发现你的真实心流与灵魂天赋

当我们与自己的思想、身体和灵魂保持一致，并完全沉浸在当下正在做的任何事情时，就会进入心流状态。在心流状态下，我们不会被困于无休止的思绪中，我们不会过度分析或试图改变自己的内外部世界。相反，我们会感到足够安全，能够让自己沉浸于当下，充分体验我们此刻的存在。

你的心流状态对你来说是独一无二的。当然，其他人如果沉浸在类似的活动中，可能也会进入心流状态，但你个人的心流状态来自灵魂的内在自我表达。我们每个人都有真实的天赋，或者说灵魂天赋，这些天赋是与生俱来的关于我们是谁的表达。我们中的有些人有让别人开怀大笑的喜剧天赋；有些人有与小孩子打交道时自然而然的耐心天赋；有些人有学习和使用其他语言进行交流的天赋；还有些人则有通过舞蹈这一身体动作的方式打动人心的天赋。不论我们能否意识到，我们都有许许多多的天赋。下面的练习将帮助你发现自己与生俱来的灵魂天赋。让我们开始吧：

- 找一个安全宁静、感觉舒适且不被打扰的地方。
- 逐一向自己提出以下问题。
- 在反应之前，花点时间自我询问和反省。
- 把你对每个问题的反应 / 发现写在给出的横线上，或者把问答都抄到你一直用于这项练习的笔记本里。
- 在花时间询问自己并记录自己的反应后，在接下来的几天（或几周）里，注意自己其他的当下心流状态。

孩童时，你喜欢做什么？

_____

_____

孩童时，你擅长什么？

_____

你目前喜欢做什么 / 乐于做什么？

_____

_____

你觉得自己擅长做什么?

你觉得什么做起来容易?

你觉得自己什么时候最能全身心地投入一种经历或一
项活动?

让你有这种感觉的是哪些经历或活动?

你觉得自己什么时候能与周围的自然世界最紧密地连
接? 如果你此时正在参与一项活动, 那么这项活动是什么?

如果你没有其他任务, 有完全属于自己的一天闲暇,
你会选择如何度过这一天? 你会选择哪些活动或经历?

回想一下你感到最快乐或最充实的时候（可能是做你儿时喜欢的事情的某个时候）。描述一下你那天的感受。你当时在做什么？和谁在一起？在什么环境中？

识别哪些活动或环境可以让你进入心流状态，帮助你获得对真我的察觉，以及体验内心的我是谁。随着你对自己的心流状态越来越熟悉，你可以有意识地选择花更多时间进行这些活动，或创造环境，让自己与当下以及周围的世界融为一体。

注意并赞美你的优势和才能

你是否注意到，在隔绝成人的干扰时，孩子们很善于认可和赞美自己？这对他们来说是本能。当他们只是尝试了一些新事物时，他们会说："我做到了！我系好鞋带了！"或"我做……好棒呀！"。对于他们自己的努力、成功、长处和胜利，他们能立刻认识到并表达认可。

作为成年人，我们往往不再以这种方式赞美自己。我们中的大多数人都不会花时间停下来，注意或认可自己（或者我们甚至很少会注意到自己的成就）。我们很少停下来，花时间享受自己的成就——无论这成就是大是小，或者不大不小。

当你注意到自己的成就并为自己庆祝时，你实际上是在重新连接自己的大脑，去发现关于自己的优势、天赋、能力和成功的更多证据。现在你已经知道，通过建立新的神经通路，你的大脑有能力在整个生命过程中重组自己，并且新建立的神经通路会随着一次次的使用变得更加坚实。神经通路越发达，你对自己能够或不能做成某事的信念就越笃定。这就是为什么在自我疗愈和改变的旅程中，注意和赞美自己的优势和天赋是如此重要（和必须）。

毕竟，日常生活中的想法、情绪和行为塑造了当下我们是谁，过得好不好。而当下的你——无论身处何种境遇——是一个伟大、完整、圆满和神圣的存在。你已经走了这么远，才走到了今天。你在这里，这本身就是值得庆祝的事。

为你和你的成功而庆祝

现在，请花些时间来认可你自己，对你是谁以及你所取得的成就表示敬意。

- 找一个安全宁静、感觉舒适且不被打扰的地方。
- 花时间询问自己，写下你对以下提示的回应 / 发现。建议你把这个练习抄写到笔记本上，这样你就可以不断重温它，并随着时间的推移，在后面增添新的内容。

请记住，你在一天中很可能取得了很多小的胜利，却忽视了它们，比如，记得做某事（如刷牙），或者陪伴和关注家人。事无大小。无论多小的胜利，你都要注意到并为此庆祝！

- 经常做这个练习。在以后的日子里，重新审视你的回应并加以补充。记下你的胜利、成功以及成就并不断补充新的内容，就像写杂货清单或待办事项清单一样。
- 和自己交朋友，为你所做的一切和你的所有方面而喝彩。

当你开始时，请记住：你的存在本身就是一个奇迹。你很努力才走到了今天，现在摆在你面前的任务就是开始对自己表示敬意。

让我们开始吧：

关于你自己，你感到最自豪的是什么？

你的优势是什么？至少说出三个（记住，这里的优势没有大小之分）。

　　你在生活中扮演什么角色，让这些角色具有价值的是
什么能力或素质？（可能的角色包括：母亲、女儿、朋友、
伴侣、邻居、同学等。让你具有价值的能力或素质包括：
擅于倾听、呵护他人、帮助他人解决问题等）。

　　让你感到最自豪的选择或成就是什么？可以谈谈今天
和你生命中的任何一天让你感到自豪的事情。

　　你克服了哪些困难？可以谈谈今天和你生命中的任何
一天你所克服的困难。

　　你今年成功取得 / 获得 / 完成的三件事是什么？

　　你擅长做哪三件事？

有多少次，你会花时间做自己擅长的事情？

你如何能将自己所擅长的事情或优势更多地融入今天的生活？

请记住

我们正是通过有意识地重复新的想法开始建立自己新的神经通路的。所以，能够按时起床真的值得庆祝！我们如果不创造这些时刻来认可和庆祝自己，就会失去许多机会，无法为改变大脑中让人感到困顿和无聊的陈旧想法、信念和模式而重新"布线"。

与你的价值观和目标保持一致

价值观和目标是对我们来说最重要的信念。它们为我们做出的选择和采取的行动奠定了基础，决定了我们在世界上的生存方式。发现和理解你的核心价值观和目标将为你创造一种与你本质上是谁相一致的生活——最好和最真实的你——而这就是你在本书中要发现和成为的自己。

你越是继续遇见和发现自己，就像你在整个旅程中一直在做的那样，就越能见证自己的价值观，并培养与你的目标相一致的核心价值观。那么，你的核心价值观和目标是什么？表 4-1 列出了一些核心价值观，你可能会与之产生共鸣。在你研究以下表格内容时，考虑一下哪些对你而言很重要的价值观没有包含在内。

表 4-1 核心价值观清单

可亲	挑战	移情	创新
成就	公民	平和	诚信
适应	社区	公平	正义
冒险	同情	信仰	善良
利他	能力	友谊	遗产
欣赏	贡献	有趣	忠诚
专注	勇气	慷慨	自立
真实	创造力	成长	灵性
自主	好奇心	幸福	坚韧
平衡	可靠	谦逊	镇静
美丽	决心	幽默	可信
大胆	多元	包容	智慧

探索你的价值观和目标

下面的练习将引导你去探索价值观和目标在你的生活中所扮演的角色。当你回答这些问题时，注意你最先出现的想法。如果不确定你的回答，没关系！集中注意力，注意你内心最真实、最直觉的声音所发出的哪怕是最微弱的低语——本次旅程中你一直在发现（也一直在引导你）的就是这个声音。

- 找一个安全宁静、感觉舒适且不被打扰的地方。
- 对自己保持好奇、耐心和同情。当你问自己这些问题时，要为自己的反应留出空间。
- 把你的反应全部写下来。使用下面的空格处或抄到你的笔记本上。

请记住：这里没有正确或错误的答案，只有客观的询问、反思和极端的诚实。这就是我们发现真我的方法！

价值观

你最认同的十大价值观是什么？换个询问或思考的方法就是：哪十种价值观最能代表你的自我感觉？

在你的生活中，对你来说最重要的是什么？

如果你能有偿地去做一件你最关心的事情，那会是什么？

你最崇拜的人是谁？为什么？

你没有时间做，但希望自己有时间做的是什么事？为什么？

你喜欢做什么？为什么？

你目前的行动在哪些方面反映了你的价值观？有哪些方面没有反映你的价值观？

你目前的行为是否反映了你的核心价值观？如果是的话，你的行为如何反映了你的价值观？反映了哪些价值观？

在你的职业生涯 / 工作中，最能体现的是什么价值观？

在你与家人的生活中，目前最能体现的是什么价值观？

在你与朋友的关系中，最能体现的是什么价值观？在与陌生人的关系中呢？

核心价值观

在以上第一个问题，你列出的十大价值观中，哪五个最能体现你最深刻的自我感觉？换句话说：哪五个价值观对现在和未来的你最重要？把答案写在后面的空行上。

针对你所确认和选择的五个核心价值观，请逐一思考以下问题：

- 为什么这一价值观对你很重要？

• 你怎样才能坚持这一价值观以及会如何坚持这一价
  值观?

把你的回应和反思写在下面的空行上:

价值观:

为什么这一价值观对你很重要?

你怎样才能坚持这一价值观以及会如何坚持这一价值观?

价值观:

为什么这一价值观对你很重要?

你怎样才能坚持这一价值观以及会如何坚持这一价值观?

价值观:

为什么这一价值观对你很重要?

你怎样才能坚持这一价值观以及会如何坚持这一价值观？

价值观：

为什么这一价值观对你很重要？

你怎样才能坚持这一价值观以及会如何坚持这一价值观？

价值观：

为什么这一价值观对你很重要？

你怎样才能坚持这一价值观以及会如何坚持这一价值观？

目标

你的人生目标是什么？（注意：你来选择——不要让任何其他人代替你选择。这里没有正确或错误的答案。倾听自己内心的声音并为你的回应留出空间。）

　　你的使命是什么？当你想象自己发挥出最大潜力时，你看到自己在做什么？

　　你想怎样度过自己的一生？（记住：没有正确或错误的答案。想到什么就写下什么。）

　　让你最高兴的是什么？

　　什么时候你会感到最充实？

　　什么时候你会感觉最坚定？

　　什么会提升你的整体幸福感？

你希望别人如何记住你？

你想取得什么成就？

践行你的价值观和目标

识别和理解你的价值观、目标及其重要影响，这是成为你想成为的人的必要条件——而且这只是第一步。为了带来真正的变化和改变，我们必须把反思、发现和对真我的理解变成行动。

我们必须愿意接受这种对自己的新认识，做出新选择，从而采取新的行动。

我们必须愿意在这个过程中悦纳自己，对自己充满耐心、爱心和好奇，保持诚实和善良。这是真正重要的工作——在这一旅程中对自己不做评判，学会自我同情。

对真我的肯定

我的现实真实有效，即使有人不认可或否认这个现实。

对我和对其他人来说，重要的东西并不相同，这也没关系。

我很善良，富有爱心和同情心，充满智慧。

我的直觉一直在指引我。

我相信自己和自己的内在认知。

我不强求自己永不犯错，而是允许自己在所有经历中成长和进化。

我有值得挖掘的天赋。

我独一无二，并且欣赏自己的独特性。

我的每个方面都很美好，我热爱并接受自己。

我的真相很重要，我能优雅而自信地说出自己的真相。

对于感兴趣的事情，我会付出时间、精力和察觉。

我的人生目标每天都变得更加清晰。

我以自己的节奏，走在自己的路上。

在当下，我所处的位置正如我愿。

创造力和游戏

作为人类，我们都是创造力的媒介。创造力体现在利用你的真我智慧和经验来创造观念，或将某些想法变成现实的行动之中。虽然创造力未必体现在通常与创造力相连的领域，比如艺术或音乐，但是我们都拥有创造的能力——去创造新的、有价值的东西，或参与对我们个人有意义和令人满足的活动。开发用来创作或演奏音乐的技术与创作音乐本身所需要的创造力一样多。

发挥与生俱来的创造力有助于我们以新的方式解决问题，产生新想法，提高专注力，减轻压力（产生类似于冥想的效果），甚至还可以促进学习。无论是在网上搜索信息，还是与其他心怀好奇、志同道合的人建立社会关系，创造力都有助于我们的交流与合作。创造力还能让我们找到解决问题的办法。

在我们的成长过程中，许多人都由于受到条件作用的影响或感到羞愧而失去了表达自己的真实想法、感觉、激情和才能的能力，从而不再能够表现创造力，或展现真我。太多人都被迫或被要求忽视自己的创造力，去专注于更"实际"的事情。这种条件作用常使人养成自我审查的习惯，或习惯性地收回自己真实的想法、感受、信念、意见、观点，或放弃任何其他形式的真我表达。

你可能正在审查真我的迹象：

- 不愿或羞于说出自己的烦恼或与他人分享你的想法。
- 因为害怕冲突或对方的反应而避免／不与家人或朋友进行艰难的对话。
- 感觉无法在激烈的辩论中与他人分享自己的想法，即使对别人所分享的内容明确反对，也害怕被拒绝或受攻击。
- 因为害怕被社会排斥或让他人感到不快，忍住不在社交媒体上表达自己的想法。
- 在每个人都在唱歌的公共场合，甚至在只有两个人的车里，你因为害怕批评或嘲笑而不敢放声歌唱。
- 为取悦他人而违心地表示赞同，而不是说出自己的真实想法。

你是否审查过自己的真我？

在许多人的成长环境中，充分表达自己并不安全。不知不觉中，我们学会了自我审查或隐藏一部分的自己。这个练习将帮助你对自我审查的时间和地点有所察觉，从而开始真我表达的过程。

有多少次以及在什么情况下，你会无视或忽视自己的感受或情绪来讨好别人？

_____

_____

是否有过这样一种情景 / 经历 / 关系，你发现自己身处其中，一直在审查自己的真相？如果有，那是哪种情景 / 经历 / 关系？哪些恐惧或忧虑阻碍了你的真我表达？

_____

_____

有多少次以及在什么情况下，你会因为担心冒犯他人而不去说出真相？如果你能回忆起发生这种情况的具体情景，探索并记下自己的具体经历，以及可能是哪些想法 / 念头阻碍了你。

_____

_____

有多少次以及在什么情况下，你会因为担心别人的看法而不去做自己真正想做的事情？你没有做的是什么事？如果可能的话，探索并记下所有的具体细节。

_____

_____

有多少次以及在什么情况下，你会为了获得他人的接纳和认可而假装成并非自己的人？

你没有说出自己的真相或真实地表达自己，你认为背后的原因是什么？你告诉自己这样做的理由是什么？（比如，你是否认为"我不够好，我的想法不够好，如果我说出来，人们会不喜欢我"？）

发挥你的创造力

既然你已经理解了对真我的审查和真实的自我表达，那么现在，你可以开始与真我重建连接了。为了发挥你的内在创造力，你需要向所有未经审查的想法、感觉和本能敞开心扉。

第 1 步：将你的真我与你的想法分开，专注于真我和当下。创造力（或任何新思想）只能在当下发生。正如现在你可能已经很明白的，当你脱离当下，你通常会困于过去，而这会导致你重现反应性的想法、感觉和行为。为了做到完全专注，你的身体和神经系统都必须充满安全感。实际上，当身体和大脑处于压力之下时，你不可能有新的想法或以新的方式解决问题。请继续使用第 69-78 页和第 79-80 页的练习来培养基础性的身体意识和神经系统察觉。

第 2 步：为了帮助你练习熟悉真正的真我表达，你需要开始持续的意识流写作练习。这项练习很简单，你只需（在安全的地方或日记中）写下你能想到的每个想法，而不以任何方式审查自己。你有两种方式做这项练习：

- 设定一个确定的时间段来写（比如五分钟）。
- 设定一个确定的页数来填满（比如一整页）。

在练习过程中，见证你有多少次试图审查自己的想法，并开始练习增强自己的信心和能力，写出自己的真相，无论这个真相是什么。

游戏

对孩子来说，游戏是一种常态，一切都是新奇的冒险。随着年龄的增长，我们经常受条件作用的影响，或因为感到羞愧而不再游戏，并被鼓励去做"有成效的事"

来代替游戏。但是，即使对于感觉时间或精力不够用的成年人，游戏仍然是接近真我的一种不可或缺的方式。

就像你可能在照顾的儿童和动物会使你受益一样，游戏也使你受益。证据表明，对所有年龄段的人来说，游戏可以缓解压力，增加内啡肽（也称"令人感觉良好的激素"），（通过刺激新的脑细胞的生长）改善大脑功能，提高创造力，增加活力，甚至让人变得更加年轻！

游戏的目的在于享受快乐。虽然许多人将游戏与更加结构化和目标导向的活动（比如，棋盘游戏或体育运动）联系在一起，但游戏也包括一天中任何放松、自由或自发的时刻或活动。比如，在远足时发现的岩石上跳来跳去，和朋友一起犯傻，或者做一些你觉得有趣的新鲜事。游戏更多意在感受活动的乐趣，而不在于结果（输赢）。

在我创建的"自愈者"社区里，当我教成员做游戏时，很多人都感到震惊，因为他们根本不会玩。有些人觉得他们和游戏的体验之间存在障碍。如果一直以来，游戏都不是你生活的一部分，那么这种感觉是完全正常的。每个人都可以以开放的心态练习游戏，从而学会如何游戏。

你有多爱玩？

请使用下面的提示，在接下来的几天（或几周）里，开始见证你与游戏的关系：

当你想到游戏的时候，脑海中会浮现什么？当你想到游戏或爱玩时，会有什么感觉？

对你来说，游戏是什么样子的？

有多少次以及在什么情况下，你会玩一次游戏？

如果你还记得的话，你小时候喜欢玩什么游戏？是怎么玩的？

你喜欢和别人一起游戏，还是喜欢独处？

本周我保证会进行以下游戏活动：

爱玩值挑战赛

从以下内容中选择一项游戏活动（或者想出你自己的游戏活动），并订下计划，在一天中抽时间游戏。

- **兴趣游戏**。腾出时间来从事一项新的或旧的爱好，做一些你喜欢的事。

- **比赛游戏**。玩棋盘游戏或卡牌游戏，你可以自己玩，也可以和别人一起玩。把任何事情都变成比赛，比如用非惯用手收拾盘子。记住，享受过程比结果更重要！

- **玩具游戏**。是的，成年人也可以玩玩具！拿一套"乐高积木"或"叠叠乐积木"建一座城堡，或者用枕头搭建一座城堡，在里面待上一段时间，或者在暴风雪过后去室外堆雪球、打雪仗。

- **探索大自然的游戏**。到当地的公园或游乐场去，花些时间去户外探索大自然。

- **打闹游戏**。通过爬树、与爱人（或宠物）扭打、踢皮球或玩捉人的游戏而活跃起来。

- **想象力游戏。**给别人（或自己）讲故事；涂色、画素描或水彩画；制作工艺品；上表演课或即兴表演课。

- **身体游戏。**通过短时瑜伽课活动身体；去远足、游泳或骑自行车。

你觉得玩起来困难吗？

即使你已经决定花时间参与游戏活动，有些人可能还是会发现这样做有挑战性。这种困难可能是过度活跃的神经系统反应造成的。毫不夸张地说，当你的身体感到不安全时，游戏是大脑最不可能考虑的事情！当人们感知到一个真实存在的威胁时，没有人能愉快地玩耍。

小提示：请继续使用第 195-196 页的情绪韧性练习来提高自己身体的安全感。欢快的小活动也可以加强我们在活动或压力与平静之间转换的能力，帮助神经系统安全地承受压力。尝试玩上面建议的游戏，并找出那些感觉最易于进行的游戏。

社区和关系：相互依存

相互依存是一种与他人和世界互相连接的状态。真正的相互依存使团体或系统内所有成员（从你与朋友、伴侣的关系到你与所处的全球性社区的关系）可以在彼此连接的同时也与自己相连接。

我们与自己的关系会影响我们与他人的关系。大多数人都想拥有情感深厚、袒露自我、令人满足的关系。为了拥有这样的关系，我们必须对自己的需求和情绪有所察觉。如果没有这种察觉，我们就会陷入"共依存症"和取悦他人的模式，从而心生怨恨，并与我们所爱的人分离开来。

当我们处于共依存症的模式中时，我们不知道自己和另一个人之间有什么区别。相反，在相互依存的关系中，我们可以充分表达自己，同时也允许另一个人充分表达自己。相互依存意味着我们的自我价值不来自对方，我们不需要控制对方的行为，因为我们相信自己能处理好这段关系。为了建立健康的人际关系，我们必须弄清我们与自己的连接是否紧密。

请参看表 4-2，以确认共依存症与相互依存之间的区别。

表 4-2　共依存症与相互依存对比

共依存症	相互依存 （真实的关系）
・缺少边界； ・长期讨好别人； ・沟通动力不健康； ・无意识的控制行为； ・表达情绪有困难； ・在情感亲密或性亲密方面有困难； ・互相指责； ・自我价值感低； ・对人忽远忽近（陷入亲近和疏远的循环）； ・没有外部关系、爱好或兴趣的空间。	・了解自己的价值观（在情感上和现实中对自己来说什么是重要的）； ・感到自由和安全，能够充分表达真我； ・不怕说"不"； ・有自己的爱好、人际关系和兴趣； ・花时间独处，并在独处时感到安全； ・为彼此的成长和进步留出空间； ・要求得到自己想要或需要的东西； ・参与公开、诚实、袒露自我的交流。

自我连接清单

因为你与自己的连接会影响到你所有的其他关系，所以见证你目前与真我的连接水平非常有益。请看下面的清单，在接下来的几天（或几周）里探索你与真我的连接水平。

——我能够设置明确的边界。

——即使对方不喜欢，我也能够做让自己快乐的事情

（不论这快乐来自某个地方还是源于无条件的爱）。

——我如果撇下伴侣独自做某事，会感到内疚或不舒服。

——我能够采取不同于伴侣的视角或观点，并对此感到没问题。

——（在大多数情况下）我能够为自己的情绪状态负责。

——我能够谈论我的感受而不担心被排斥或感到羞耻。

——（在大多数情况下）我能够分清伴侣的事情和我自己的事情。

——我能够为自己留出空间并感到舒服。

——即使感到不舒服，我也能够为伴侣的情绪状态留出空间。

——我能够妥协，而不是专注于赢得每一次争论。

现在，让我们探讨我们与自己的连接是如何在人际关系中起作用的吧。

真实的连接和关系

真实的关系有两个基本特征：

顺应自然： 为所爱之人的情绪状态留出空间并与之产

生共鸣的能力。这发生在安全感强、回应积极、相互支持的环境中。

共同调节：当你和伴侣一起处理问题时，调节自身情绪状态的能力。这意味着你们可以接受彼此情绪激动的状态，并帮助彼此恢复平静。这也发生在安全感强、回应积极、相互支持的环境中。

与伴侣一起寻找安全感

正如你所知道的，只有当我们的神经系统处于安全的腹侧迷走神经激活状态时，我们才能开放地与他人产生连接。有一种方法可以帮助我们和他人回到这种安全状态，那就是通过人与人之间身体接触的治愈力量。当我们感到压力、焦虑或害怕时，可以通过触摸自己的身体让自己平静下来。我们还可以学习与伴侣或朋友进行身体接触的方法。人与人之间的身体接触会触发我们的副交感神经系统，释放催产素、多巴胺或血清素等激素。正因为人与人之间的身体接触能产生这些"令人感觉良好的激素"，唤起安全感、爱意和归属感，我们才渴望与人接触。

每个人都对身体接触有不同的反应，与身体接触也有不同的关系，指出这一点很重要。有些人对身体接触感到非常舒服，有些人可能恰恰相反，即使是与爱人在一起。我们的身体储存着关于身体接触的信息，而许多人过去被接触的经历让他们缺乏安全感。

　　当你进行练习时，请牢记，如果你感到不知所措，可以随时停下来休息。如果你计划与伴侣一起练习，一定要事先沟通，以便双方在练习时都感觉舒服。以下第一个练习可供单独使用。第二个练习可供与伴侣一起使用（如果你们选择互相触摸的话）。

愉悦的关系

　　游戏可以帮助你获得快乐、同理心、同情心，和他人变得更加亲密，并且可以为几乎任何关系注入新的活力。愉悦的态度甚至可以帮助你与陌生人产生连接，结交新朋友，从而帮助你调节自我，安度带来压力的场合。比如，安度新的社交经历。通过与他人一起游戏，你可以安全地学习如何交流合作，如何设置边界。

　　小提示：如果你在人际关系中很难变得愉悦，可能原因在于你的身体没有安全感。当你的神经系统被激活时，你几乎不可能愉快地玩耍。继续为你的身体创造安全的氛围，这样你就可以开始在人际关系中融入更多愉悦的时刻。

使人平静的自我触摸

找一个无人打扰的私密之地。你如果觉得安全，可以选择闭上眼睛。你可以尝试以下每个练习，或者你可能更想尝试某种特定的令人平静的自我触摸。很少有人会有意识地以充满爱意的方式触摸自己的身体，所以这么做一开始可能会有点奇怪。尽最大努力地放松自己，沉浸在当下的所有感觉中，几分钟之内，你就会注意到自己的副交感神经系统被激活，人也平静下来。

使人平静的自我触摸与姿势保持

- 把双手放在你的心脏位置并保持住。
- 将双手放在脖子周围，感受脖子的温暖。
- 将双手放在腋下，做自我拥抱状。
- 从心脏处开始揉搓胸部区域，并绕过你的肩膀。
- 把双手放在脸颊两侧，捧住脸颊。

你可以花两到三分钟来保持每一种姿势，同时深呼吸、慢呼吸。当你感觉更加舒服时，可以开始保持更长时间。

在你进行这项练习时，请记住：

- 对自己说："我是安全的，我是被爱着的。"
- 如果你有了强烈的想法或感觉，就深呼吸。
- 呼气时，释放你身体里的所有压力。
- 当你开始走神，或发现自己有停下的想法时，轻缓地将思绪转移到你触摸的身体部位。

使人平静的互相触摸

- 找一个你和伴侣都感觉舒服的空间。
- 问问你的伴侣想被触摸的身体部位（比如心脏、腹部、手、腿、脸等）和触摸方式（比如非常轻的、轻的或有轻微压力的）。
- 将你的手放在对方希望被触摸的部位，松弛地深呼吸。一起静默两到三分钟。
- 两到三分钟后，变换触摸的部位。
- 完成一轮后，你们可以再做一轮，或者也可以暂停一下，谈论你们彼此的感觉。

自我同情的练习

注意到我们向处于困难中的朋友，甚至向陌生人提供安慰的方式，与我们给自己提供（或不提供）安慰的方式之间的差异，可能会令人感到相当不舒服。有些人长期以来有羞辱或批评自己的习惯，却对这一模式缺少察觉。学会自我同情或成为自己的朋友是疗愈的基础。我们都值得同情，但大多数人需要学习如何给予自己同情。

每天，我们每个人都会遇到困难。我们会感到压力；会迟到；会感觉悲伤、不被赏识或困惑。这是生而为人的一部分。我们可以学习同情和支持自己，以便能够更好地处理生活中的问题。想一想：当你感到焦虑或压力时，批评自己会让你感觉好一些吗？没有。你只会感到压力更大，陷入恶性循环。好消息是，我们可以忘记这些模式，用明智的内在父母给予我们的自我同情取而代之。

自我同情的菜单

请看下面的菜单，并承诺每天练习，给予自己同情：

- 我可以做三次深呼吸，使神经系统平静下来。
- 我可以用手按压穴位，使神经系统平静下来。
- 我可以双手交替抓住双腿，使神经系统平静下来。
- 我可以停止正在做的事情，走路十分钟，来梳理自己的情绪。
- 在我哭泣时，我可以给自己一个拥抱，支持自己。
- 我可以给自己写一封鼓励信。
- 我可以不再期望做完美的自己。
- 我可以提醒自己，我能渡过难关。
- 我可以提醒自己，我已经取得了不少成就。
- 我可以给朋友打电话，他让我的一天变得美好。
- 我可以画出或写下我的感受。
- 我可以活动身体，释放能量。

- 我可以早点睡觉，提醒自己明天又是新的一天。
- 我可以提醒自己，我值得被爱。
- 我可以提醒自己，我是安全的，感到害怕也没关系。

现在，请花几分钟时间回想一下，最近一次你感到害怕、被误解、焦虑、没有价值是什么时候，或者你的身体有任何其他难以承受的想法或感觉是什么时候。在下次处于类似情况时，使用上面的菜单，选择一种新的方式，表达对自己的同情：

回想一下，最近一次你觉得自己要失控或已经失控时的情况。

那一刻，你做了什么？

现在，你可以从自我同情的菜单中选择什么来代替？

回想一下，最近一次你对必须做的事情感到非常非常焦虑，而且无法摆脱这种感觉时的情况。

那一刻，你做了什么？

现在，你可以从自我同情的菜单中选择什么来代替？

回想一下，最近一次你与朋友、同事、伴侣甚至陌生人发生分歧或冲突时的情况。

那一刻，你做了什么？

现在，你可以从自我同情的菜单中选择什么来代替？

回想一下，最近一次你和别人分享某事，却没有得到你想要的回应时的情况。

那一刻，你做了什么？

现在，你可以从自我同情的菜单中选择什么来代替？

回想一下，最近一次有人真的伤害了你的感情，但却似乎不愿承认这一点时的情况。

那一刻，你做了什么？

现在，你可以从自我同情的菜单中选择什么来代替？

在完成这个练习时，你可能会开始看到自己对情绪的典型反应，以及你能如何用自我同情来取代这些习惯性的反应。我们总是有能力选择做出富有同情心的反应，并在这个过程中学会做自己明智的朋友而不是挑剔的父母。

以心为本的中介

祈祷的无限力量

虽然许多人将祈祷与有组织的宗教联系起来，但祈祷可以是任何为自己或他人设定计划或许下愿望的行为。研究表明，想法和计划都能给远方的人带来影响，甚至对病人有显著疗效。

小提示：在一天中的不同时刻开始练习，为未来的自己或他人设定计划并把你的计划带给他们。为此，花几分钟时间静坐，想一想未来的自己或所爱的人。当你想到未来的自己或爱人时，把美好的想法、同情和爱带给他们。

边界和真实的关系

边界是我们所拥有的每一种关系的基础，包括我们与自己的关系。边界是我们在生活中对感觉安全和恰当的事物所设定的限制。人人都有不同的边界，这就是我们为什么要清楚地表达自己的边界，并在别人表达他们的边界时耐心倾听的原因。通过设置和保持边界，我们教会周围的人如何对待我们。

共依存症患者的关系通常缺乏边界。这样的伴侣之间可能毫无边界可言，或者一直侵犯或忽视对方的边界。所有健康的关系都有边界。而情绪健康的人对他人的边界持开放态度，因为他们知道恪守这些边界会使关系更加牢固和安全。

既然我们对边界的定义有了更好的理解，那么就让我们考虑一下，在生活中可以设置的各种类型的边界。

找到自己的基地引导式冥想

明确你的边界风格

是时候评估我们生活中的实际边界了。有三种类型的边界：严格的、松散的和灵活的。你可以把这三种边界类型看作三种边界风格，而且通常来说，尽管我们在不同的关系中可以拥有不同类型的边界风格，但我们（在大多情况下）也会倾向于认同同一种类型，如表 4-3 所示。

让我们找到自己的边界风格。

请勾选适用于你的关系的表述：

严格的

——我很少有亲密或亲近的关系。

——我长期害怕被拒绝，并倾向于排斥与他人的连接。

——我很难向别人请求帮助。

——我有强烈的隐私意识。

松散的

——我长期倾向于取悦他人。

——如果他人对我不满，我很难正常工作。

——如果我对自己不想做的事情说不，就会感到非常内疚或觉得自己自私。

——我倾向于与人过度分享生活中的私事。

——在人际关系中，我是个修复者、帮助者或拯救者。

灵活的

——我能认识到自己的价值、观点和信念。

——我有信心表达自己的需求或请求帮助。

——我能够自如地评估何时以及与谁分享我的私事。

——我能够说"不"，也能接受别人对我说"不"。

——我能够调节自己的情绪，并允许他人表达自己，
即使我感到不舒服或不同意他们的观点。

表 4-3　边界的类型

身体边界	你对个人空间大小或个人联系密切程度的总体偏好，以及你想要这种个人联系发生的时间。
	你对他人评价你的外表、性能力等的整体舒适程度。
	你对与他人分享个人空间的整体舒适程度。
心理 / 情绪边界	你在分享自己的想法、观点、信念和世界观时，不为迎合别人而改变自己，也不煽动别人来迎合你，你这样做时的整体舒适程度。
	你有能力选择与他人分享哪些个人想法、观点和信念而不觉得需要过度分享。
	不坚持让别人过度分享。
资源边界	你有能力选择自己花时间的地点和方式，避免倾向于取悦别人（同时也接受别人有同样的选择）。
	你有能力避免为他人的情绪承担个人责任，避免倾向于扮演修复者的角色或让他人对你的情绪负责。
	你有能力限制自己花在听别人发泄个人情绪上的时间。

设置边界

如果你以前从未有过或从未设置过边界（你绝对不是唯一一个这样做的人），那么设置边界的想法可能会带来很多负罪感。这很正常。我们中的许多人都被教导，满足自己的需求、为自己留出空间和保护自己是不对的。当你开始练习时，你会对设置边界更加自在，会开始好奇自己怎么能够缺乏边界地生活了那么久。

一些注意事项

- 你应该在感到平静和踏实时（而不是在发生冲突时）设置边界。
- 避免过度解释。我们如果有取悦他人的行为模式，就有可能倾向于过度解释我们的边界或为我们的边界道歉。练习向他人声明边界，然后接受对方的回应，而不试图改变他的回应。
- 我们无法控制他人对我们边界的反应，我们能做的就是遵守已经设置的边界。即使感到不舒服，也要坚持这样做。
- 边界是善意的。让别人清楚地知道你希望如何被对待，这是一种自爱的行为，也是对对方的一种尊重，因为这表明你对他们足够重视，所以才向他们表达你的需求。

如何设置边界

有时，我们可以用简短的语句来表明边界，这被称为简单的边界。我们可以在日常生活中使用这些语句。

简单的边界有如下例子

- "这对我来说就是不行。"
- "我觉得这样做不太合适。"
- "我觉得谈论这个话题让我不舒服。"
- "谢谢你的邀请，但我现在不能去。"
- "我没空。"
- "我需要时间来考虑；我会给你答复的。"
- "对我来说，现在不是一个好时机。"
- "听起来很不错，只是我现在没时间。"

有时，边界涉及更深入的交流。这被称为详细的边界，它们包括后续行为，意思是如果 X 发生，我将做 Y。请注意，焦点在我或自我上。边界不是为了控制他人。如果有人违反或无视我们的边界，我们就有责任守住这个边界，不论对方是谁。

下面是关于如何设置详细边界的脚本：该脚本旨在给出大致的指导，教你如何开始在生活中设置边界。以你感觉最自然的任何方式调整字句。脚本大致如下：

"我正在做出改变，以便 [填入你对新边界的想法]，我希望你能明白这对我很重要。我猜想 [填入你对他们行为的理解]。当 [填入有问题的行为或经历] 时，我经常感到 [填入你的感受]，我知道你可能没有意识到这一点。以后，[填入你希望或不希望再次发生的事情]。如果 [填入原先的问题行为或经历] 再次发生，我将 [填入你将如何做出不同的反应，以满足你自己的需求]。"

下面是一些例子：

情景：你的妈妈持续对你选择的食物加以评判，你感到很不高兴。

边界："我正在做出改变，以便我们能更好相处，因为我非常爱你。我希望你能明白这对我很重要。我猜想你不喜欢我新的饮食方式。当谈到食物选择时，我经常觉得在你身边吃东西很不舒服，我知道你可能没有意识到这一点。以后，我希望不再谈论这个问题，以便我们能够愉快地相处。如果你再对我的食物选择说长道短，我就不参与对话了。"

情景：你的朋友就她男朋友和他们之间的问题向你大吐苦水，而你感到精疲力竭，好像你们的关系中没有你的存在之处。

边界："我正在做出改变，以便我们能连接得更加紧密，因为我真的在乎我们的友谊，我希望你能明白这对我来说很重要。我猜想你正在经历人际关系中的一段困难时期，但当谈话总是围绕着你的人际关系问题时，我经常感到非常无助，因为好像没有太多的空间来谈论我的生活中发生的事，我知道你可能没有意识到这一点。以后，我想和你一起聊聊别的事。如果谈话继续围绕你的人际关系问题，我就不参与对话了。"

现在你有了一些脚本范例，就可以开始建立自己的边界了。讽刺的是，破坏边界的行为实际上是不错的指导，因为这些行为会告诉我们需要设置什么边界，如表 4-4 所示。

表 4-4　破坏边界的行为以及需要如何设置边界

破坏身体边界	希望看到的变化
例子：你的同事（叔叔、妈妈、朋友等）总是对你的外貌开一些不恰当的玩笑，你感到很不舒服。	例子：你不想再听到类似的玩笑。
破坏心理 / 情绪边界	希望看到的变化
例子：你的家庭成员（朋友、伴侣）对你新的食物选择做出负面评论，你感到很不高兴。	例子：你不想再听到别人对你的食物选择的评判，也不想再为自己的食物选择而争论和辩护。

（续）

破坏资源边界	希望看到的变化
例子：你的朋友（或家人）总是不分时间给你打电话，宣泄他们在人际关系问题上的情绪。	例子：你不想再听他们的情绪宣泄而无法表达自己的感受，特别是不想半夜接电话了。

你一旦意识到自己需要什么样的边界，就可以填写这个空白的脚本并开始练习：

我理解 [填入你对这种行为的理解]。当你 [填入有问题的行为] 时，我经常感到 [填入你的感受]，并明白你可能没有意识到这一点。以后 [填入你希望或不希望再发生的事情]，如果 [填入原先的问题行为] 再次发生，我将 [填入你将如何开始做出不同的反应，以满足你自己的需求]。我正做出这些改变，以便 [填入你对新边界的想法]，我希望你能理解，这对我很重要。

你与所在空间的能量相协调吗？

与你真实的个人能量相连接，可以让你见证自己是如何体验周围世界的，并使你知道自己是否想要做出改变，以及想在何时做出改变。有些人可能对能量环境对自己的影响没有察觉。你可能会匆忙进入扰乱、抑制或激活自己能量的环境。你如果能敏感于自身能量对各种环境所做的反应，可能会发现自己需要重新布置目前所在的空间，或者干脆搬到新的地点（当然，如果有可能的话）。

请看下面的提示，在接下来的几天（或几周）里，开始观察你所在的空间是如何影响你的身心的。

见证在你待的时间最长的物理空间里（比如，你的家、办公室等），包括你休息的地方，你的能量感受如何。注意这个空间看起来如何（它是塞满了东西还是有很多空余的地方？你的物品是井然有序还是杂乱无章？），同时开始考虑哪些方面可能导致了你对这个空间的能量体验。

见证并开始思考，当你在社区或附近的户外时自己的能量感受。

　　见证并开始思考，你所处的整体地理位置（包括天气、日照、噪音、拥挤程度等）给自己带来的能量感受。

　　见证并开始思考，你在各种关系中的能量感受（一定要注意你对每个群体的个体成员感觉有何不同）：

　　当你与家人在一起时：

　　当你与各种朋友或熟人在一起时：

　　当你与恋爱对象（们）在一起时：

　　当你与同龄人一起在学校时（如果适用的话）：

　　当你与不同的同事一起在工作中时（如果适用的话）：

你的社会自我一致性

你的想法和感觉会产生一个能量场，它会影响你和周围的环境。当你的大脑、心灵和身体系统保持协调或一致时，你会更容易对他人产生同情、合作和接纳的感觉。因此，不难理解，你的个人一致状态会影响你在人际关系中的表现，影响你在出现问题时表达善意并找到和谐的解决方案的能力。最令人兴奋的是，你自己的一致性实际上会激活社会一致性，也就是他人的一致性！

心脏数理研究所的更多研究表明，当家庭、团队、群体或社区中的众多成员拥有了真诚的关心、同情和接纳等内心品质时，团体本身也会变得更有一致性——或者能够有效地沟通，找到和谐的解决方案，并挖掘集体直觉。

小提示：请查看第 263 页的探索性问题，并开始注意那些能促进一致状态产生的环境或人际关系。在这种状态下，你会感到充满能量而又心境平和，能够获得同情与合作的感觉。

进入未知的世界：奇迹发生的地方

很多人都难以忍受自己对自我、他人或周围世界的无知。尽管我们会感觉不适，但不确定性是生活的一部分。与其恐惧我们所不知道的东西，不如学习拥抱未知的世界，接受生活中的难以理解的事物。在未知中寻找好奇心、安宁、灵感或安慰，这使我们能够与真我保持连接。

请利用以下提示，花几天（或几周）的时间，来见证你对神秘、不确定、未知或不可知的事物的反应。

你见证自己是如何应对新的或不熟悉的经历或挑战的？你是感到开放、好奇和欣然接受，还是感到僵硬、恐惧和被迫反应？

当你对某件事不确定或不知道答案时，你如何应对？你有哪些身体和情绪上的感觉？

你对变化的开放程度和适应能力如何？你对变化是持灵活开放的态度，还是感到恐慌、麻木、过度恐惧？

面对不确定的情况时，你发现自己会采用什么行为模式来应对（比如，通过浏览社交媒体上的内容来研究得出"答案"，还是投入工作以分散注意力）？

当你好奇于这个世界上的难以理解的事物时，你的身体和情绪会有哪些感觉？你感到放松吗？还是感到被束缚？恐惧？安宁？

扩大你的舒适区

请参看以下内容，设定一个计划，去每天创造一段陌生或新的体验：

- 对你的日常惯例做一个小小的改变。
- 换条路线上班。
- 报名参加一个新的课程。
- 向陌生人打招呼。
- 尝试一种新食物或者食物的一种新做法。
- 加入一个网上社区。

- 注册一个约会应用。
- 在线上或线下尝试新的健身课程。
- 向伴侣或朋友求助。
- 尝试你从未参加过的当地的远足活动。
- 探索一个新的城市或附近的新城镇（不做特定日程安排）。
- 开始写日记。
- 即使这样做感觉不舒服，也要进行一次你一直想进行的谈话。
- 在客厅里跳舞，而不在乎跳得如何。

我感兴趣或愿意尝试的是什么新活动？

　　练习培养对这些新经历的好奇心。记住，只有当你的身心都感到安全时，才有可能产生好奇心。

与更伟大的事物相连接

　　只有当我们与真我相连时，我们才能感受到与比我们更伟大的事物——有人认为是自然、宇宙或神圣起源——的深刻而内在的连接。

　　这种广大的连接或一体体验，可以在感受到敬畏的时刻获得。敬畏来自一种既超出我们的预期（或与我们以前见过的任何东西都不同），又比我们自己更广阔无垠（就像日落）的体验。我们的祖先在敬畏的体验中联结，共同见证未知的不确定性。分享敬畏的时刻是与他人产生连接的有力方式。

　　我们的身体和大脑都会感受到敬畏之情。在身体上，我们可能会经历心率的变化，感到皮肤上的阵阵寒意或鸡皮疙瘩，甚至发出一声不由自主的惊叹。在精神和情感上，当我们的自我感觉被削弱时，我们与周围世界的连接之感就会增强。

　　请看以下问题，在接下来的几天（或几周）里，见证你与更伟大事物的关系：

　　有多少次以及在什么情况下，你对时间的流逝有不同的体验，比如感到时间变慢或停止？

　　有多少次以及在什么情况下，与广阔的体验相比，你感到自己的渺小或微不足道？

有多少次以及在什么情况下，你真正见证并感受到与周围自然世界的连接？

有多少次以及在什么情况下，你会真正感到与所有其他生命的连接？

有多少次以及在什么情况下，你会难以理解或难以领悟自己的全部经历？

变得好奇，找到敬畏

要培养好奇心和敬畏感，一个简单的方法就是去见证你周围的世界，把注意力集中在外部世界的事物上，而不是沉迷在自己的思绪里。你可以采取下面的建议，开始在一天中练习拥有更多充满好奇和敬畏的时刻：

激活好奇心。当你学习新事物时，思维会变得高度活跃，但随着时间的推移，新鲜感和注意力都会下降。开始练习以开放的心态对待任务，即使是普通的任务，也要像第一次一样对待。撕掉标签，抛开期望或应当如何的想法。即使是对于普通的物品（即使叫不出它们的名字），也要仔细凝视、充分注意，全神贯注于物品的形式、形状、质地、颜色，而不做任何预先评判。

放慢脚步，全神贯注。我们倾向于根据已有的经验，进入完全模式化的生存状态。有意放慢动作会帮助你放慢思维，更充分地关注当前的体验。打开你的感官，吸收正在经历的一切。你看到 / 听到 / 闻到 / 感觉到 / 尝到了什么？你能看到什么新的，以前没有完全看到（或没有注意到）的东西吗？定期进行这个练习，特别是当你感到压力或对生活不耐烦的时候。

探索问题。当你学习时，花时间欣赏发现新信息的过程，而不仅仅专注于获得想要的答案。

敬畏大自然。参观附近的湖泊、公园、山脉、森林或花园，探索大自然中的新鲜事物或广阔世界。捕捉日出或日落的瞬间，或伫立于夜晚的星空下。注意自己生活中的空白处或边缘处，比如树木之间的空隙，或你与遥远星空之间的距离，从而扩大你的感知范围。定期体验这些，特别是当你感到孤立或内耗的时候。

敬畏人类的创造物。参观当地图书馆、动物园、历史遗址、礼拜堂、剧院、音乐厅或博物馆，赞美令人敬畏的人类创造物。

　　创建一个让你感到敬畏的事物的播放列表。 一些照片、故事、视频或歌曲代表了你（或他人）令人敬畏的伟大经历，为这些事物创建一个合集。定期观看这个合集，特别是当你感到空虚或冷漠的时候，以激发自己与更伟大事物的连接之感。

扩大感知范围的中介

想象未来的自己

　　当我们接近这段旅程的终点时，重温我们旅程开始时所做的可视化练习——想象未来的自己——将会很有帮助！既然你已经花了一些时间来更好地了解你的真我，那么很有可能，你将能够更清楚地知道自己的未来会是什么样子。

　　记住，在想象未来的自己时，尽可能地考虑到更多细节，同时想象未来自己的生活感受。

　　找一个舒适安全的地方，坐下或躺上几分钟，让你的身体融入当下。你如果觉得这样做是安全的，也可以闭上眼睛，隔绝来自外界的干扰，专注于内在的感觉世界。

想象未来你最好、最真的自我，细节越多越好。想象他的生活是什么样的。想象他在做什么？在哪里？感受如何？和谁在一起？请利用下面的提示，想象他的生活的所有细节。同时，继续体验想象中作为这个人的感觉：你会感到自由和放松吗？你会感到轻盈和欢乐吗？

把细节写下来。你可以在下面的空行处或在笔记本上写下你的回应。回应没有对错之分。我们只是在想象和记录。

当你想象未来的自己时，请考虑以下问题。

你感觉如何？

_____

_____

你在做什么？

_____

_____

你在想什么？

_____

_____

你穿着什么衣服？

_____

_____

你和谁共度此生？

你和谁在一起？

你住在哪里？

你和谁住在一起？

你最引以为豪的成就是什么？

你的工作是什么？

你在自己的人际关系中（和恋人、朋友、工作伙伴）
感觉如何？

每天你是怎么照顾自己的？

你吃什么食物？

你的晨起惯例有哪些？

你的晚间惯例有哪些？

尽可能频繁地重温这一可视化练习。请记住，自我一致性将带来改变。

写给未来自己的日记

创造自我

既然你已经知道该如何与真我连接，那么你就有能力创造自己选择的未来。

　　每天完成下面的日志提示（或自己创建一个类似的日志提示），开始有意识地做出必要的选择，朝着那个未来的自己迈进。

　　今天，我正在增强表达真我的力量。

　　我很感激再次有机会来练习增强真我的力量。

　　这方面的改变让我对未来的自己更有信心。

　　今天，我正在练习如何自信地与他人分享我的想法。

　　今天_____。

　　我很感激_____。

　　这方面的改变让我感受到_____。

　　今天，我正在练习_____。

**在做完成第 4 堂课的练习以后，
你将能够：**

定期赞美自己；

对自己富有同情心；

和伴侣一起寻找安全感；

设置边界；

发现你灵魂的礼物。

你对自己有多了解？

在过去的几周或几个月里，你可能已经获得了大量知识，培养了自我察觉的能力。为了帮助你认识到自己已经走了多远，让我们花点时间回顾一下旅程开始时所做的测试。

我知道自己喜欢参加什么活动，或者我知道参加什么活动能为我带来快乐。

——我不知道。

——有点符合。

——完全符合。

我享受安静的独处，而不需要立刻分散注意力或者一直保持忙碌的状态。

——我不知道。

——有点符合。

——完全符合。

我知道对我来说，在生活中，什么至关重要、意义非凡。

——我不知道。

——有点符合。

——完全符合。

我知道什么会给我激励，让我振奋。

——我不知道。

——有点符合。

——完全符合。

我知道自己的需求是什么。

——我不知道。

——有点符合。

——完全符合。

我知道如何请他人满足我的需求（或者如何向他人寻求帮助）。

——我不知道。

——有点符合。

——完全符合。

当我手足无措时，我能够寻求帮助。

——我不知道。

——有点符合。

——完全符合。

我知道自己在什么情况下会感到不安全。

——我不知道。

——有点符合。

——完全符合。

我知道自己什么时候压力很大、不知所措，不应该做任何决定。

——我不知道。

——有点符合。

——完全符合。

我知道自己在一段关系中寻找的是什么。

——我不知道。

——有点符合。

——完全符合。

我知道自己过去做一些事的原因，同时我理解那个时候的自己。

——我不知道。

——有点符合。

——完全符合。

我知道自己什么时候对自己不好（自我羞辱、自我批评、与他人比较）。

——我不知道。

——有点符合。

——完全符合。

我知道自己的身体什么时候需要运动，什么时候需要休息。

——我不知道。

——有点符合。

——完全符合。

我知道真的饥饿和为了分散注意力与麻木情感而吃东西这两者之间的区别。

——我不知道。

——有点符合。

——完全符合。

当我沮丧的时候，我知道自己通常会有怎样的行为模式（沉默不语、变得麻木、大喊大叫、分散注意力 / 解离）。

——我不知道。

——有点符合。

——完全符合。

我知道自己什么时候是在取悦别人，或做一些别人想让我做，而非自己真正想做的事情。

——我不知道。

——有点符合。

——完全符合。

最后的想法

本书即将结束，但对于一个活生生的人而言，你的疗愈之旅远未结束。随着你勇敢地走向未来，你的疗愈之旅也会不断进化。尤其当你感到困顿、压力、伤心、孤单、焦虑，对自己和周围的世界不满时，重温这些工具将帮助你辨识前进道路上的障碍，重新开始改变自我。

尽管改变与成长的过程可能有些许不适，但是希望现在的你已经明白，你无须为此感到惊恐或难以承受。地球永远旋转，你的身体不断老去，周围环境发生改变，生命中人来人往，而你通过为自己设置并履行每日的小承诺，会发现并保持内心的安稳，重新找到真我。

请记住，与真我建立连接的过程是一条发现与再发现的旅程。无论发生什么，在每一个平凡的日子里，我们都有力量去创造改变，不断打开内心最大的礼物：真我。

附　录

感受圆盘

情绪与感受（或大脑对情绪的解读）始于身体的感觉，其中包含关于我们如何体验当前环境的重要信息。下图呈现的感受圆盘可以用来帮助你识别以及描述正在经历的事情。

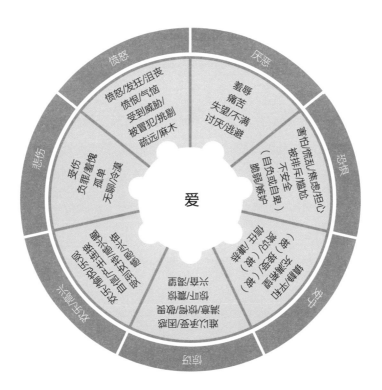

写给未来自己的日记

写给未来自己的日记这一工具立足于神经可塑性的力量，也就是在我们的一生中大脑改变原有的神经通路或产生新的神经通路的能力。写给未来自己的日记是一个日常练习，旨在帮助你摆脱潜意识中的模式化行为——那些让你受条件作用影响且陷入困境的日常习惯。你可以通过不断进行以下活动，开启改进之旅：

- 观察让你陷入困境的条件作用。

- 有意识地在日常生活中设定一个目标，改变自己。

- 设定操作性强的小步骤，通过日常生活中的新选择，塑造全新的未来。

- 即便你对这些日常新选择出现常见、普遍的精神抗拒，也要坚持下去。

书中所提到的操作性强的日常提示有助于你每日遵守一个对自己的小承诺，以改变你一个方面的想法、感受及行为。每日小承诺很简单，比如每天早上起来喝一杯水（而不是直接拿起手机、喝咖啡或去洗澡），或不受任何干扰地散步十分钟，或睡前练习深呼吸五分钟。

通过每天练习写给未来自己的日记，你将不再增强长期存在的神经通路，从而能够养成新习惯——新的行为模式。用新习惯取代旧习惯，这将帮助你成为自己想成为的人。

以下是一个空白模板，你可以每天使用以带来改变。请在给出的空白处随意写下你最先想到的答案，或在自己选择的专用笔记本 / 日志中重新书写。笔记本并非必须是皮革或花式的——只要是收藏你想法的私密空间即可。

例子：

今天我在场。

我感谢有机会，可以再次练习对自己身体的意识。

这方面的变化让我感到与自己以及他人的连接更为紧密。

今天，我正在练习，注意力一分散，就立刻将其拉回。

今天我＿＿＿＿＿＿＿＿＿＿＿＿＿＿＿＿＿＿＿＿＿。

我感激＿＿＿＿＿＿＿＿＿＿＿＿＿＿＿＿＿＿＿＿。

这方面的改变让我感到＿＿＿＿＿＿＿＿＿＿＿＿＿。

今天，我正在练习＿＿＿＿＿＿＿＿＿＿＿＿＿＿＿。

致　谢

　　首先，我要感谢每一位捧起这本书投入这场自我探索的变革之旅的人。我们疗愈了自己，也就疗愈了世界。你们为自己、为自己所拥有的关系、所处的社区以及最终我们共同的未来带来改变，我很荣幸能与你们所有人并肩同行。

　　感谢我的伙伴珍娜和洛莉，她们是全书的真正共同创造者：能够找到另外两个志同道合的人，我永远心存感激。她们与我分享自己人生旅途中的智慧，帮助我成长。她们的洞察力、观点和无所畏惧地说出自己内心真实想法的能力考验着我，让我不断提高自己的认识水平。她们的爱和支持为我创造了一个安全的基础，使我能够在展现真我的旅程上继续向前。我无条件地、全心全意地爱着她们。

　　感谢我的团队成员布列塔尼、法伊扎、富尔坎、迈克和蒂亚。他们对本书构想的奉献和支持让我有时间和空间进行创作。他们对本书思想的身体力行和个人的进化历程每天都给我带来启发。

感谢达多，我天使般的经纪人。我的灵魂知道我们注定要连接在一起，我一直非常感激他在这段旅程中的持续陪伴。从第一天起，他就看见、理解并支持我对本书的构想，他对我的每一本书都影响巨大。

我还要感谢哈珀·韦伍出版社。他们全力支持将这部作品出版。编辑朱莉对本书的理解和给予的反馈意见帮助我充实并完善了书中的内容。感谢出版社团队的其他成员——耶莱娜、艾玛、阿曼达和凯伦——感谢他们一起努力让这本书面世。感谢莉亚、苏西和乔，她们为本书带来了美感和生命。

如果没有我的全球"自愈者"社区，我不可能创造出这一切。他们勇敢地自我疗愈，以此改变世界。我看见、尊敬并感谢你们所有人！

（本书的翻译工作还要特别感谢聂婉池和张月，她们以本书为硕士在读期间的翻译实践材料，为本书的翻译做了重要的初译工作。）